Des théories pour la cognition

Collection ***Cognition et Formation***

Créée par Georges LERBET et Jean-Claude SALLABERRY,

dirigée par Jean-Claude SALLABERRY et Jean VANNEREAU

Les situations de formation sont complexes. Elles s'appuient sur des processus cognitifs eux aussi complexes. Appréhender ces situations et ces processus signifie que les sujets (chercheurs, formateurs, apprenants...), leurs milieux et leurs relations sont considérés comme des systèmes autonomes en interaction. Cela conduit à mettre l'accent sur une nouvelle pragmatique éducative, développée au fil des volumes de la collection.

Déjà parus [1] :

1998 - Vygotsky L. *Théorie des émotions : Étude historico-psychologique* (Traduit du russe par Nicolas Zavialoff et Christian Saunier).

1999 - Le Moigne J.L. et Morin E. *L'intelligence de la complexité.*

2004 - Sallaberry J.C. *Dynamique des représentations et construction des concepts scientifiques.*

2004 - Ardoino J., Boumard P., Sallaberry J.C. (eds.). *Actualité de la théorie de l'institution : Hommage à René Lourau.*

2005 - Claverie B. *Cognitique : science et pratique des relations à la machine à penser.*

2007 - Pagès M. *Implication dans les sciences humaines : Une clinique de la complexité.*

2009 - Claverie B., Sallaberry J.C., Trinquecoste J.F. (eds.) *Management et Cognition : Pilotage des organisations, questions de représentations.*

2010 - Claverie B. *L'Homme augmenté : néotechnologies pour un dépassement du corps et de la pensée.*

2010 - Sallaberry J.C., Vannereau J. (eds.). *L'émergence des formes d'organisation dans les groupes de formation.*

2011 - Clermont P. *Darwinisme et littérature de science-fiction.*

2014 - Gillier J.P. (eds.). *Se former par un travail de modélisation.*

2015 - De Peretti A. *La Légende du Réel et de la Vie.*

2018 - Sallaberry J.C., Claverie B. *Introduction aux sciences humaines et sociétales.*

2019 - Claverie B. *Introduction à l'épistémologie et à la méthode de recherche.*

---

1 - Voir en fin d'ouvrage la collection complète

Bernard Claverie

DES THEORIES POUR LA COGNITION

Différences et complémentarité des paradigmes

Préface de Jean-Claude Sallaberry

L'Harmattan

5-7, rue de l'École-Polytechnique ; 75005 Paris
http://www.editions-harmattan.fr
ISBN : 978-2-343-23452-6
EAN : 9782343234526

Avertissement.

Cet ouvrage est issu des cycles de formation en sciences de la cognition et en sciences de la santé, notamment en cursus doctoral, dans le cadre de l'École nationale supérieure de cognitique et du collège santé de l'Université de Bordeaux.

C'est pour ces enseignements académiques qu'il est apparu nécessaire de fournir aux étudiants et aux jeunes chercheurs concernés un outil permettant de repérer à la fois la diversité et la logique des complémentarités entre différents courants de pensée à l'œuvre dans l'approche objective de la cognition et, plus généralement, des phénomènes mentaux. La relation à l'ordinateur et au calcul y occupe souvent une place particulière. Les parties qui y sont consacrées tentent alors d'éviter les précisions techniques qui n'auraient pas d'intérêt direct pour la modélisation de la cognition et, partant, de la possibilité de sa compréhension. Cet ouvrage ne s'adresse donc pas aux spécialistes des disciplines formelles, physiciens, mathématiciens, informaticiens, mais ambitionne de réserver un accès simple à ceux des sciences humaines et de la santé.

L'ouvrage explique ainsi la nécessité de l'approche théorique dans un domaine d'inaccessibilité et d'absence d'observables directs de l'objet d'étude : la cognition. Le chercheur y est contraint de former des hypothèses dont certaines pourront faire l'objet de vérifications secondaires, enrichissant ainsi telle ou telle théorie, en en réfutant quelques-unes ; d'autres resteront au statut de postulat. Il en est ainsi du postulat cognitiviste d'existence d'un langage mental, sorte de langage machine du cerveau dans lequel il est incarné à l'image du programme implémenté dans l'ordinateur. À l'opposé, le postulat connexionniste d'auto-organisation de la connectique mentale selon de simples contraintes synaptiques de stabilisation, de rétropropagation, d'inhibition latérale ou de feedback, s'affranchit de l'exigence d'un tel langage. Les conceptions de l'apprentissage et de l'organisation de l'expérience sont alors fondamentalement différentes et chaque paradigme s'oppose alors à l'autre, à moins qu'un troisième ne les organise entre eux dans le cadre de modèles hybrides selon la procédure du traitement cognitif. Mais bien vite arrivent de nouvelles pistes, de nouvelles hypothèses, et de nouvelles ambitions explicatives.

Les débats s'inscrivent dans la suite des deux ouvrages de l'auteur : « Cognitique — Sciences et pratiques de la Machine à Penser » et « L'Homme Augmenté — Néotechnologies pour un dépassement du corps et de la pensée », dont il constitue une suite logique, un troisième volume. Ces débats peuvent paraître difficiles ou âpres, et les paradigmes peuvent parfois sembler s'opposer… ou se compléter. Le rendez-vous central sera celui de la science, de l'approche scientifique que l'auteur a développée, selon un autre axe, dans deux ouvrages complémentaires, toujours dans la même collection : « Introduction aux Sciences Humaines et Sociétales », co-écrit avec Jean-Claude Sallaberry, et l'autre « Introduction à l'Épistémologie et à la Méthode de Recherche », dont les principes seront les garde-fous de l'avancée dans ces débats. La science, la plus humaine possible, est au rendez-vous des paradigmes.

Le but de cet ouvrage n'est pourtant pas de discuter la validité de chacune des théories qu'il présente, elles sont toutes imparfaites, parcellaires, insatisfaisantes dans leur ambition d'embrasser l'ensemble du phénomène cognitif. Ce but est plus de proposer une forme simple de cartographie des différentes positions adoptées par les scientifiques, théoriciens ou praticiens, des sciences cognitives. Il ne s'agit donc ni d'un ouvrage d'intention philosophique ni d'un essai de psychologie fondamentale dont l'objectif serait de réfuter au fil de l'épée expérimentale tel ou tel fondement sur lequel se construit l'une ou l'autre des théories. On s'intéresse plus à l'inventaire qui s'est constitué au cours des dernières décennies, principalement à l'issue de la Seconde Guerre mondiale, notamment avec les travaux des logiciens et ceux qui ont amené à l'avancée fantastique de l'ordinateur. Ces avancées formelles et technologiques ont entraîné de nombreux bouleversements dans la pensée de sciences : tel est évidemment le cas dans l'entreprise de « scientifisation » des approches objectives de la cognition.

Préface.

par Jean-Claude Sallaberry [2]

Lorsque nous avons créé, Georges Lerbet et moi-même, la collection « Cognition et formation », en 1996, il était clair que nous focalisions sur une confluence, celle de l'éducation-formation et de la cognition. Ce choix stratégique s'appuyait d'une part sur une évidence (éducation-formation et cognition sont intimement et forcément articulées), d'autre part sur la rencontre (et les forces vives) de deux laboratoires de recherche, celui des sciences de l'éducation de Tours (Université François Rabelais) et celui des sciences cognitives de Bordeaux (Université Victor Ségalen). Le premier de ces deux collectifs (versant tourangeau) étant centré sur la formation par alternance, mais aussi sur la pédagogie coopérative, le second (versant aquitain) construisant activement un pôle universitaire sciences cognitives, qui fera émerger l'IdC, puis l'ENSC — École Nationale Supérieure de Cognitique. Les deux étaient caractérisés par une grande ouverture à tout ce qui peut enrichir la pensée scientifique et la recherche : parmi les rencontres de travail, on croise des collègues comme Jean-Louis Le Moigne, Jean-Pierre Dupuy, Francisco Varela... Dès le départ de ces rencontres, la question de la modélisation était centrale.

Dans cet esprit, plusieurs ouvrages de la collection ont déjà, bien sûr, abordé la question des paradigmes de la cognition, mais il devenait nécessaire de faire aujourd'hui le point sur la question, ne serait-ce qu'au vu de l'importance accordée par les politiques de l'éducation, en France comme ailleurs, aux sciences cognitives — avec le plus souvent une place prépondérante accordée au paradigme cognitiviste, comme s'il

---

2 - Jean-Claude Sallaberry est professeur émérite de l'*Université de Bordeaux*, directeur honoraire de l'*Institut Universitaire de Formation des Maîtres d'Aquitaine*, directeur de la collection *« Cognition et Formation »* qu'il a créée avec Georges Lerbet aux éditions *L'Harmattan* (Paris).

était évident qu'il soit seul à pouvoir modéliser les processus de cognition.

Cette mise au point a commencé avec le colloque international de Bordeaux des 8-10 juillet 2019. Il a été fortement structuré par les conférences, dont celle de Bernard Claverie, alors directeur de l'ENSC, mais également celles de Vincent Dousset, célèbre neuroanatomiste et neuroradiologue fonctionnel, ou de Benoit Le Blanc, président de l'Association française d'Intelligence artificielle. Elle se poursuit avec la publication des actes sous la forme du numéro 2020 de *l'Année de la recherche en sciences de l'éducation* (L'Harmattan, 2021). L'ouvrage de Bernard Claverie en constitue un point d'orgue.

Il présente, dans la perspective qui leur a donné naissance, les grands paradigmes de la science de la cognition — cognitivisme (paradigme symboliste fort) et connexionnisme — ainsi que les tentatives de modélisation plus récentes, moins orthodoxes et probablement plus ouvertes ou proches de l'objet qu'elles ambitionnent de modéliser : la cognition. La perspective est à la fois historique, épistémologique et comparatiste. Les problèmes, les difficultés, la pertinence plus ou moins grande de chaque modélisation sont explorés et mis en lumière, en pointant les limites de chacune, leurs présupposés et parfois leur cohérence relative.

Cet ouvrage, esquissant le panorama actuel des modélisations, répond ainsi à un besoin évident de clarification. Il restera une balise, précieuse et incontestable, rappelant que l'orthodoxie cognitiviste n'est pas la seule vérité dans la description toujours hasardeuse d'un monde complexe.

Sommaire

Avant-propos.

Comment aborder raisonnablement le rapport toujours mystérieux du cerveau et de la pensée ? Comment cette pensée se fait-elle à partir des éléments biologiques de notre corps ? Y a-t-il une différence d'essence entre ces deux mondes d'évidence, la psychologie d'un côté, la biologie de l'autre ? Dans tel cas, comment s'articulent-ils ou dans quelle mesure sont-ils indépendants dans la production des comportements, des pensées, des raisonnements ou des affects ? Ne sont-ce que deux aspects d'une même réalité ? Ou, à l'opposé, l'un est-il causal de l'existence de l'autre ?

Ce mystère est au centre des intérêts de nombre philosophes et logiciens, comme de biologistes ou de certains physiciens, notamment ceux qui s'intéressent au signal, à la thermodynamique, à l'apprentissage des réseaux artificiels ou à la mécanique quantique comme possible outil de calcul et de résolution de problèmes ? Jusqu'où peut-on explorer des synergies, des causalités potentielles, des indépendances ou des unités qui semblent se différencier selon les seules contingences du temps ou au contraire des caractéristiques du point de vue ? Telles sont de multiples questions qui ont traversé l'histoire des sciences de la pensée, dans des certitudes parfois irrationnelles de dogmes, des évidences données par des religions, des pratiques obligatoires, guidées par des déontologies ou des lois reposant sur telle ou telle conception, sans pourtant ne jamais recueillir de conviction unanime.

Depuis l'Antiquité, et certainement bien avant, la question de la dualité a alimenté les débats ou a, au contraire, stérilisé les certitudes. On verra qu'elle est à l'œuvre dans les différents courants d'idées qui ont conduit et constituent aujourd'hui les sciences cognitives. S'agit-il d'une dualité de réalité ou d'une illusion, une dualité de point de vue, voire une construction, une représentation élaborée à partir des observables ?

Deux millénaires ont structuré les théories, la plupart laissant une place centrale à l'explication métaphysique, celle d'un créateur supposé de l'appareil cognitif, à la fois architecte de l'organe et la pensée qui l'habite, qu'il supporte ou qu'il exprime. Une première frontière franchie a été celle de la logique conçue à la fois comme moyen de connaissance et comme moyen de cette connaissance. La logique permet le calcul, et penser est calculer, pour le moins en partie ; est apparu le projet d'une pensée artificielle. La révolution cybernétique a été une révolution de la pensée avec la possibilité concrète, pour l'homme, de concevoir des modèles puis de créer des automates calculant, des machines pensantes, des machines à pensées, peut-être même des machines à penser, bientôt pour penser à la place de l'homme. L'ordinateur a joué, là, un rôle central, et c'est dans les modèles du calcul concret que se sont développées, en parallèle des constats comportementaux, les théories de l'abduction et de l'inférence artificielle.

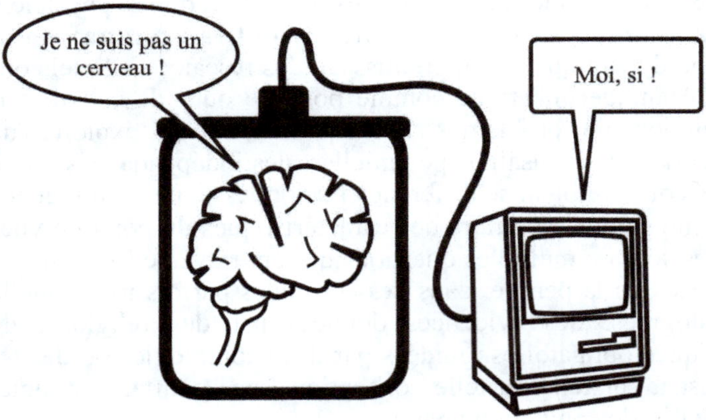

Figure 1 - Illustration légère de la problématique de la relation du cerveau à l'ordinateur vue au prisme de l'expérience de pensée de Putnam (1981). Sur le pouvoir explicatif de l'Intelligence Artificielle, les psychologues et neurobiologistes (à gauche) doutent de leurs modèles, les informaticiens beaucoup moins (à droite). La connaissance cognitique évolue aujourd'hui surtout grâce à eux.

Comprendre par analogie, celle de l'artefact, pour trouver des parallèles d'une part à la mise en œuvre de la logique, du calcul, sur des données stockées et réorganisées, et d'autre part à la construction électronique qui permet cette fonctionnalité ouvre une dimension heuristique incontestable. La tentation est grande de s'inspirer du connu, de l'artificiel, pour modéliser ce qui est similaire, ou qui fait simplement la même chose. La force de l'image est bien entendu à l'œuvre dans chacun des modèles cognitifs, des paradigmes explicatifs de la cognition et de ses opérations conçues, dès lors, plus comme les éléments d'un programme de la pensée que comme de simples fonctions de l'appareil cérébral.

Quoi qu'il en soit, et face à l'inaccessibilité des phénomènes mentaux, qu'ils soient cognitifs, de connaissance, mobilisant la mémoire, ou de raisonnement, liés à l'aptitude formelle permettant la manipulation mentale des objets de pensée, les théories ont été élaborées sur des mesures réputées signifier l'existence de réalités biologiques et psychologiques dont on ignore jusqu'à l'existence. On en élabore des images, des conceptions mentales, sur lesquelles ont colle des représentations scientifiques susceptibles d'être cohérentes, voire d'expliquer la structure et le fonctionnement de l'inaccessible pensée.

Ce sont les paradigmes de la cognition.

« Θάνατος ἀνάπαυλα αἰσθητικῆς ἀντιτυπίας καὶ ὁρμητικῆς νευροσπαστίας καὶ διανοητικῆς διεξόδου καὶ τῆς πρὸς τὴν σάρκα λειτουργίας. »

Marc Aurèle. Pensées. Livre VI. XXVIII. (vers 175 pcn).

« La mort est la cessation des représentations qui nous viennent des sens, des impulsions qui nous meuvent comme des cordons, du mouvement de la pensée et du service de la chair. »

Traduction de Mario Meunier (1999).

Dualité de point de vue.

Les Grecs anciens, pour le moins certains d'entre eux, considéraient la mémoire comme étant à la base de toute pensée. Platon en faisait la fonction principale de l'esprit, la faculté la plus précieuse. En ce sens, ils introduisaient déjà une forme de hiérarchie entre une entité indéfinissable, caractéristique des sachants, et des fonctions qui lui sont secondaires pour en être constitutives. Le mot vient de la déesse *Mnemosyne*, muse des muses, présidant aux grands domaines de la connaissance, histoire, poésie, littérature, science ou médecine… Et cette mémoire est constituée de fonctions plus élémentaires, sorte de sous-fonctions, dont Aristote produisit un inventaire. La faculté de l'impression est la capacité à saisir et à retenir ce que l'on apprend, la durée et le temps de conservation de ce qui est appris, la justesse qui recouvre l'exactitude des souvenirs évoqués, la disponibilité convoquant la facilité et la vitesse de cette évocation, l'amplitude caractérisée par la quantité des souvenirs retenus ou rappelés, que l'on pourrait désigner comme la performance des tests de mémoire. Cette sorte de fractalité de l'explication psychologique, en racines de différentes tailles, dont chacune est constituée d'un enracinement plus précis, donne naissance à une conception en réseau. Ainsi la mémoire entretient-elle des relations entremêlées avec d'autres fonctions ; tel est le cas des émotions, et l'on sait que « la peur, la colère ou la joie figent les souvenirs » (Thucydides).

La mémoire n'est pas, elle, figée. Elle évolue. D'abord avec l'âge (Plutarque), et les souvenirs anciens, de l'enfance, sont plus faciles et stables. C'est cette observation des « âges de la mémoire » qui fit apparaître deux processus opposés, mais complémentaires : la « mémorisation » et l'« oubli ». Elle évolue aussi avec l'attention, c'est-à-dire l'investissement, l'orientation attentionnelle dirions-nous aujourd'hui. L'oubli est dès lors conçu comme un processus et non comme une simple usure de la mémoire, et ils évoluent tous deux avec l'âge et selon les circonstances, celles du temps ou de l'environnement de l'apprentissage comme de la remémoration.

Le Moyen-Âge et la Renaissance vont voir avancer l'étude de la « pensée » conçue comme un ensemble intégré de sous-fonctions qui s'entremêlent, et qui évoluent en fonction des circonstances et des âges de la vie. On en a produit des méthodes d'apprentissage, en perfectionnant les pratiques mnémotechniques des Anciens, et des méthodes d'éducation. Celles-là ont alors envahi l'école, avec les tables de multiplication, les déclinaisons..., l'université où le savoir académique s'est longtemps confondu avec la somme des connaissances, et les apprentissages manuels, artistiques... en remettant chaque jour l'ouvrage sur le métier. Bien plus tard, la clinique neurologique, celle inspirée de Broca, de Pinel, de Wernicke ou d'Alzheimer, a élaboré des méthodes de diagnostic et de rééducation de ceux qui ont « perdu » l'usage, la performance ou l'adéquation et la pertinence de certaines fonctions de connaissance, constituant une forme d'« histoire naturelle » de la fonction cérébrale (Clarke et Dewhurst, 1975).

Descartes a profondément contesté à la mémoire cette « conception première ». Il a ainsi établi que le raisonnement suffit, et que ce sont sa mise en œuvre et son expression qui importent, reléguant la mémoire à son niveau supplétif. Pour Descartes, la pensée est du registre de l'âme, et le corps de celui de la matérialité. Les relations étranges entre les deux domaines sont en responsabilité de l'épiphyse, sorte de glande que, quelque temps plus tard, on saura à l'œuvre dans la chronobiologie, autre modèle de dualisme causal. Le primat du raisonnement va donner ses lettres de noblesse aux opérations cognitives, à la réflexion et à l'aptitude à tisser des liens entre les objets de pensée : liens causaux, simultanéités, organisations en cascade, et ainsi de suite. C'est la naissance de l'intelligence, considérée comme aptitude à faire des liens, à les élaborer pour la déduction, l'induction ou l'abduction. Ces formes seront formalisées comme les outils formels du raisonnement, dont la dernière selon Peirce reste « la seule espèce de raisonnement susceptible d'introduire des idées nouvelles ». Le génie serait dans le raisonnement.

Le cartésianisme se distingue de la conception de Spinoza qui donne la *primauté* à l'affectivité et à l'intelligence sensible dans une « unité de vie » : « *primum vivere, deinde philosophari* : vivre d'abord, philosopher ensuite ». Jean-Baptiste Vico, quant à lui, promeut l'idée de l'explication du complexe par le simple : ce que l'on sait pour l'avoir créé et qui fait la même chose que le complexe devient le modèle explicatif du complexe. Ces trois doctrines vont être à l'origine des principales théorisations des processus cognitifs : le dualisme et le monisme à partir de l'explication par l'imitation (Claverie, 2020).

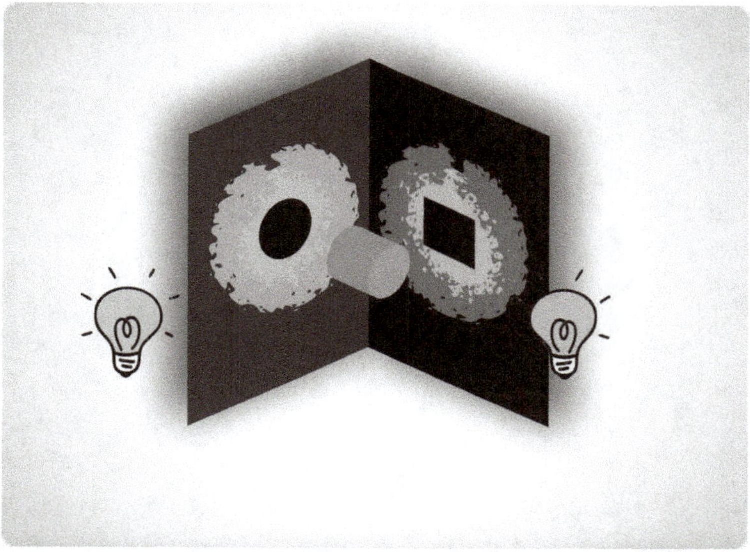

Figure 2 - Dualité ou dualisme : la lampe de la mémoire illumine les traces de la connaissance, celle du raisonnement projette les images de l'intelligence, la réalité inaccessible, la pensée, n'est saisie que par ses ombres ; mais existe-t-elle ou n'est-elle que reconstruction ex post facto *?*

À partir de ces courants, celui de la mémoire et de la connaissance, celui du raisonnement et du tissage des idées, et celui de la mécanisation et de la logique comme modèle de la pensée, les philosophes, psychologues et neurologues se sont différenciés selon différents modèles, accordant la priorité à la mémoire ou au raisonnement, distinguant corps et esprit, cerveau et pensée et biologie et psychologie, ou postulant l'unicité de tous, selon des modèles d'inspiration mathématique ou d'émergence et d'auto-organisation où la pensée rejoint le cerveau dans un matérialisme de l'unicité.

Une question demeure posée : s'agit-il pour certains d'un dualisme réel ou pour d'autres d'un dualisme de point de vue ? Et dans ce dernier cas, la question fondamentale reste de savoir s'il s'agit d'une dualité de représentation d'une même réalité ou si cette « réalité » n'est qu'une reconstruction à partir des représentations données.

L'inaccessibilité cognitive.

Toute tentative scientifique d'approche de la cognition se heurte à deux problèmes. Le premier est qu'on ne peut pas approcher directement, de manière objective, le phénomène de pensée. Le second est que les seuls indices de cette activité cognitive résident dans ses traces, souvent indirectes.

Cette caractéristique de situation n'est pas spécifique aux sciences de l'esprit, elle est à l'œuvre dans toute approche scientifique des inobservables : physique des dimensions non sensibles, astrophysique ou physique des particules, plus près de nous, chimie, pharmacologie, électrophysiologie, etc. dans lesquelles on s'attache à mesurer des effets que l'on considère comme relatifs à une cause elle-même souvent indirectement mesurée. Les principales différences ici sont que tout phénomène mental est empreint de subjectivité, par définition, que les objets d'intérêt ne peuvent être que pensés, renvoyant la métacognition à une forme de tautologie expérimentale, et que chacun de nous se pense compétent à savoir quelque chose de sa propre vie mentale et de celle de ses congénères.

Le besoin théorique.

Le premier type de contraintes appelle à la formalisation théorique. Face à l'incommensurable, ce que l'on ne peut pas directement mesurer, il est nécessaire de recourir à des « théories » adaptées. Une théorie est un ensemble organisé de faits attestés, d'hypothèses et de postulats qui vise à donner une représentation cohérente du réel : phénomène, composé de phénomènes, éléments… Les théories permettent ainsi de recenser les faits dont la réalité est attestée, démontrée ou admise par vraisemblance (par exemple calculée, par voie expérimentale ou axiomatique), de formaliser, élaborer, puis exprimer une ou des hypothèses, de mettre en relation les faits d'observation et de mesure (tester les hypothèses), et enfin de mettre en relation les théories entre elles, pour en réfuter certaines et en conserver d'autres. Elles permettent ainsi d'avoir une représentation raisonnée du réel.

Un second type de contraintes réside dans les moyens de la mesure. Démontrer, c'est effectuer une série d'actions réglées au sein d'une théorie afin de valider un énoncé, c'est-à-dire, mettre en œuvre une démarche logique afin d'attribuer le statut de « vrai » ou « faux » à un énoncé. On peut démontrer de manière axiomatique, c'est-à-dire en dépliant un raisonnement dont on veille à la cohérence logique et à la validité interne. Expérimenter consiste à manipuler des variables (dites indépendantes) pour constater l'effet de cette manipulation sur les grandeurs d'autres variables (alors dites dépendantes). Ce qui est en jeu est la mise en évidence d'une relation entre ces variables, relation causale ou simultanéité, tout en veillant au respect des critères de validité externe (Claverie, 2019).

Or on ne peut mesurer que ce qui est mesurable. Cela amène à définir des variables avec objectivé (versus croyance, conviction, subjectivité) : problème de l'objectivité scientifique, sur des objets dimensionnés (versus incommensurabilité) ; problème de l'objectivation par la mesure, et matérialité (versus insaisissabilité) ; problème de l'accessibilité des phénomènes. Un second problème de la mesure est celui de la transformation, de l'appauvrissement du phénomène mesuré par le choix des échelles simultanées choisies : celle du décours temporel lorsqu'il existe (hors du figé) et celle du pas d'amplitude de la mesure, c'est-à-dire du passage d'un phénomène analogique ou digital précis, au digital cohérent avec les moyens du calcul de traitement de l'information. Mesurer, c'est donc faire des choix d'abandon de précision et d'approximation selon des contraintes dictées par l'instrumentation.

Dans l'étude de la cognition, ces deux limites se combinent : on ne mesure que des supposées conséquences physiques des opérations de pensée, et leur pertinence dépend des *a priori* du choix des instruments et des échelles de mesure. Enfin, et ce n'est pas le moindre des problèmes, ces deux contraintes sont elles-mêmes soumises aux croyances de ce qui est pertinent : et elles sont l'image de la propre subjectivité du chercheur. Comment mesurer de la pensée avec les outils de sa propre pensée ? Comment mesurer du mouvement avec un référentiel en mouvement ? Comment mesurer la dilatation des métaux avec une règle en même métal ? Là réside le paradoxe majeur des sciences de la cognition, et le recours à une stratégie de contournement par l'analyse d'indices réputés correspondre aux conséquences de l'activité cognitive. Il n'est dès lors pas étonnant que l'on passe à côté de beaucoup de choses.

Théorie de la mesure.

On ne peut mesurer que ce qui est mesurable. Une fois cela établi, il convient de savoir ce qu'est la mesure et surtout à quoi elle se rapporte : de quoi la mesure est-elle l'image ?

La mesure consiste d'abord en une opération de formalisation mathématique, de mathématisation, de représentation formelle des objets du réel. Mesurer quelque chose, par exemple l'état (ou la variation de l'état) d'un objet réel A, consiste à transformer cet état en un indice mathématique, repéré au sein et grâce à une échelle conventionnelle de mesure, que l'on peut ensuite manipuler selon des lois arithmétiques, algébriques, statistiques… Effectuer la même opération sur un autre objet réel B permet d'étudier la relation R' entre les représentations (les résultats de la mesure) de A et B, et d'en induire l'existence d'une relation réelle R. Cette démarche, dite de vérification expérimentale, n'est possible que grâce à la formalisation et la transformation du réel en ensemble de mesures des variables réelles.

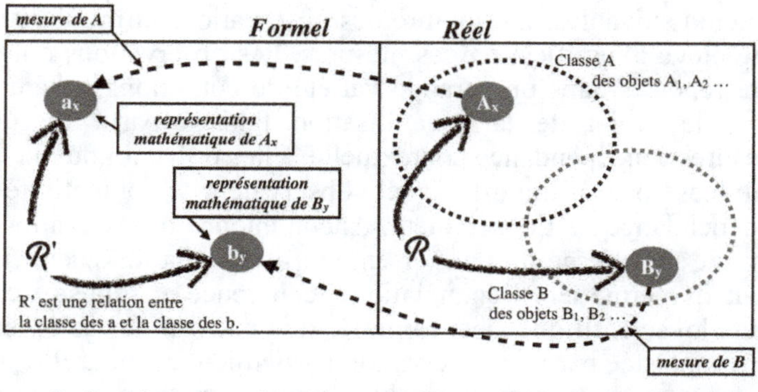

Figure 3 - Représentation du processus de mesure (d'après Claverie 2019).

La mesure des faits cognitifs.

Dans le cas des sciences cognitives, les faits de pensée sont approchés par leurs conséquences, leurs projections sur les écrans de la mesure. Ces traces sont les comportements, les concomitants biologiques, indices électrophysiologiques ou images métaboliques, parfois des discours dont on s'attache alors moins à la forme qu'au sémantique, avec toute la prudence expérimentale et le formalisme nécessaires...

La correspondance du mesuré et du mesurable permet l'inférence des résultats au monde de l'inaccessible, le cognitif. La validité interne de cette démarche est relative à la détermination adéquate des variables, à la pertinence et la précision de la mesure et à la cohérence des inductions du formel au réel, ainsi que de la correction du parallélisme ou de la correspondance biopsychologiques. La validité externe réside dans le pouvoir d'application et explicatif des lois cognitives issues des étapes décrites.

Chaque théorie constitue donc une interprétation de la structure ou du fonctionnement de la pensée, à partir des représentations formelles issues des mesures indirectes. La validité de chaque théorie dépend des contraintes appliquées aux opérations d'induction et d'abduction permettant la généralisation de résultats parcellaires issus des mesures à des ensembles conceptuels plus larges. On parle d'induction sous contraintes ; elle vise à augmenter la robustesse de la démarche, validité interne et validité externe, impose des conditions strictes, dont les cinq suivantes. Le nombre des observations et mesures doit être élevé : signification des mesures. Les observations doivent être répétées dans une grande variété de conditions cohérentes avec le projet de la généralisation faite à partir de leurs mesures : indépendance contextuelle. Elles doivent pouvoir être validées par n'importe quel observateur : objectivité et indépendance de l'observateur. Aucun énoncé d'observation ou aucune mesure ne doit entrer en conflit avec la loi scientifique dont ils permettent l'énonciation : cohérence et robustesse. Et toute loi scientifique ainsi formulée doit pouvoir, le cas échéant, être contestée par une observation particulière : réfutabilité. Ces contraintes sont incontournables pour pouvoir accorder une quelconque confiance à la théorie.

Cela amène à « admettre » une *science inductive* en formulant et veillant à la meilleure application possible de ces contraintes très sévères de réalisation de la généralisation des énoncés. On est donc dans une démarche de généralisation sous contraintes de faits inaccessibles dont les théories structurales et fonctionnelles donnent une forme de représentation de validité relative des processus cognitifs. Les théories ne sont alors que des « outils » de représentation de la réalité inaccessible de la pensée.

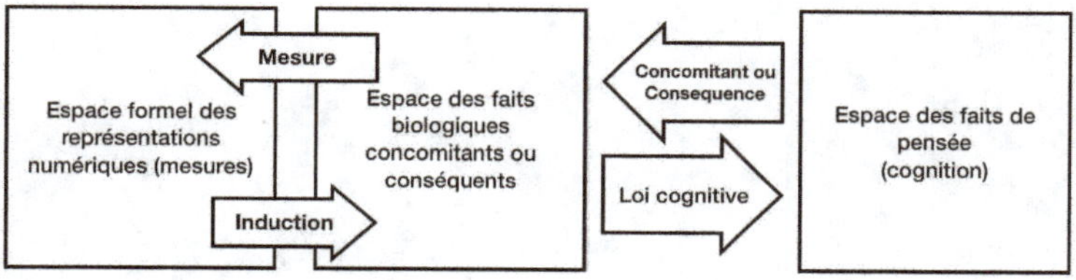

Figure 4 - Connaissance des faits cognitifs inaccessibles dans le cadre de lois issues des donnés de comportements ou de concomitants biologiques des opérations mentales.

On peut constater l'évolution, parfois en succession, parfois parallèle, de théories qui émergent et se construisent à partir des incomplétudes ou des insatisfactions qu'engendrent les unes ou se confirment à partir de celles des autres.

Loin de l'exhaustivité, on abordera notamment celles qui ont acquis un statut de paradigme, d'adhésion d'une communauté scientifique qui s'en réclame, en s'identifiant par un « nom » définissant à la fois le courant de pensée et les méthodes de leurs applications.

On présentera en succession les approches phénoménologiques du relationnel et celles inscrites dans les formes et structures du monde ou de l'esprit, le béhaviorisme qui s'est constitué en réaction, la cybernétique, avec ses productions à la fois psychologiques et machiniques, ouvrant la voie à l'ordinateur et à l'intelligence artificielle, le cognitivisme qui s'inspire de l'analogie informatique, sorte de boxologie fractale, le connexionnisme refusant la nécessité du programme interne et la contrainte théorique du dualisme esprit/cerveau, l'auto-organisation basée sur l'émergence, pour évoquer quelques pistes futures inspirées par des logiques différentes.

Tel est le cas de théories récentes, issues des travaux de ceux qui ont dépassé les limites de l'ordre binaire, du tiers exclu, et du refus du contre-intuitif, et ont appliqué à la pensée humaine la modélisation parfois paradoxale que permettent les logiques floue ou quantique.

L'interprétation, l'interaction et les structures.

Sans être à proprement parler du domaine des sciences cognitives, les approches interprétatives de la cognition ont permis leur émergence et contribué à l'intérêt des scientifiques pour l'étude rationnelle de l'esprit humain et de la pensée considérée comme son expression fonctionnelle. Elles se sont constituées en plusieurs courants, principalement pendant le XIXe siècle et la première moitié du XXe. Toujours très présent et actif dans les communautés de la psychologie clinique et de la psychiatrie, leur postulat commun est que la connaissance du fonctionnement psychique s'élabore dans l'échange interindividuel.

Il s'agit de la mise en perspective de la conviction des vérités de chacun, sujet et chercheur ou patient et praticien, et l'approche de la pensée est « interprétative ». On ne peut rien mesurer ; on exploite l'introspection, l'empathie, le transfert, l'interprétation… et la compétence se jauge à l'aune de l'expérience.

La phénoménologie.

Ce courant, fondé par Edmund Husserl, a pour ambition de fonder une philosophie scientifique. La démarche proposée, inspirée des sciences formelles de l'époque, consiste à formaliser les moyens d'appréhender la réalité à travers les phénomènes qui la constituent : d'où le nom de phénoménologie.

Elle repose sur la tentative d'étude systématique de l'expérience du monde, vécue et décrite à travers les contenus de conscience, eux-mêmes phénomènes de la pensée pensant le monde réel, en relation avec le monde. La phénoménologie est alors caractérisée par la place primordiale accordée au vécu, à la sensibilité et à l'intuition perceptive des phénomènes réels, en renonçant à se situer dans un monde prédonné ou préformé, mais dans une relation où le vécu et le monde se co-construisent (Lyotard, 2011).

Ce courant de pensée a donné naissance à une psychologie phénoménologique, ayant notamment donné naissance à des recherches sur l'intersubjectivité et l'attitude introspective, lors de pratiques d'entretien. Cette pratique s'est développée pour la clinique psychiatrique, a enrichi le traitement psychanalytique ainsi qu'une psychothérapie institutionnelle mettant l'accent sur la dynamique de groupe, et surtout la relation soignant-soigné.

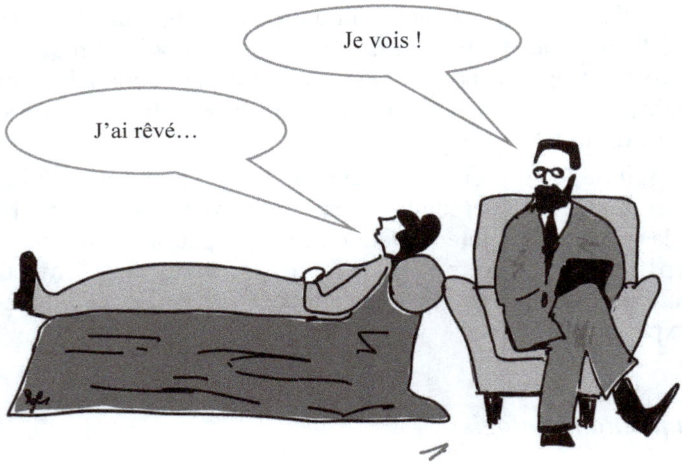

Figure 5 - Démarche interprétative.

Les structures de la pensée.

La base de la conception explicative du fonctionnement de la pensée est, jusqu'à l'après Seconde Guerre mondiale, principalement établie sur un « principe d'association ». La vie mentale est dépendante des associations d'idées, des liaisons de représentations, voire de leur enchaînement selon une logique inconsciente qui caractérise à la fois la dynamique de l'esprit et la personnalité de l'individu, ses aptitudes et ses troubles.

Certaines tentatives de formalisme mathématique ont vu le jour, notamment en France avec l'essai de psychanalyse lacanienne

(Charraud, 1997), notamment en rapport avec des structures de séries ou de géométrie, et avec les apports de la topologie et de la théorie des nœuds. Ce mouvement s'est largement inspiré de deux autres tendances conceptuelles, celles de la psychologie de la forme et du structuralisme.

L'« école de la forme » ou « Gestalt » s'est constituée contre la logique phénoménologique en postulant l'existence de structures sous-jacentes au fonctionnement de l'appareil cognitif, et la recherche s'est orientée vers la découverte des formes qui s'imposent et dirigent la pensée. Des auteurs comme Wertheimer et Koffka (1935) ont même proposé une perception inscrite dans des formes qui s'imposent à elle.

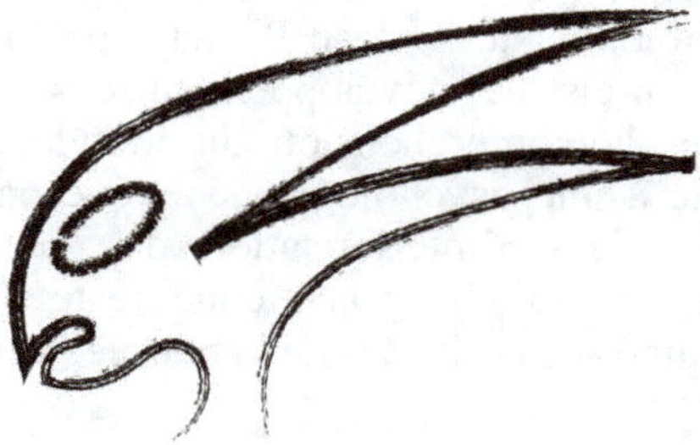

Figure 6 - La force des formes : La gestalt. L'animal, si s'en est un, regarde-t'il vers le haut ou vers le bas, joyeux ou triste, vers la droite ou vers la gauche ?

En parallèle, le structuralisme est né des travaux du linguiste Ferdinand de Saussure. Pour lui, le langage, toujours connu comme à la base de la pensée, est structuré par des formes. C'est leur articulation qui est à la base de la signification, dans un rapport entre signifiant, la forme, et le signifié, le concept, constituant l'entité mentale. Dans le langage, le son ou l'écrit associé à un concept sont arbitraires et peuvent varier d'une convention à l'autre, sauf quelques rares cas comme celui de certaines onomatopées. La valeur des concepts dépend donc des formes et des rapports aux autres concepts dans lesquels ils s'inscrivent. Le système est donc organisé de la convergence entre des formes ascendantes, personnelles, et celles qui s'imposent à l'individu : les structures (Mounin, 1968).

Le structuralisme s'est constitué sur cette idée que l'esprit a des structures, comme celle du lexique mental, de la langue, de la culture et de l'expérience personnelle. Ainsi l'anthropologue Claude Levy-Strauss a-t-il montré comment les conventions et faits culturels sont des conséquences des structures de la pensée. Les pratiques culturelles qui s'imposent à la pensée des hommes sont-elles les conséquences de structures théoriques, celles qui auraient donné naissance aux courants francophones de la psychanalyse lacanienne, de la critique littéraire, avec le linguiste et phonologue russe Roman Jakobson, et de la théorie esthétique, notamment avec le sémiologue Roland Barthes ?

Ce courant fertile (Henaff, 1991) n'a pas traversé avec grand succès l'Atlantique, au-delà duquel l'Amérique était mise en coupe réglée par le tout puissant béhaviorisme. Il a cependant amené le psychologue suisse Jean Piaget à postuler l'existence de stades structurels de développement des aptitudes à la conception et à la compréhension du monde chez l'enfant, ouvrant la porte à une psychologie génétique pour laquelle la pensée s'établit dans l'intériorisation de l'action et de la perception. La psychologie piagétienne reste l'une des plus fertiles et reconnues des sciences de la pensée (Sève, 1984).

Les pratiques cliniques.

La psychologie clinique, la psychanalyse, les psychothérapies reposent sur le « senti », le « compris », à partir de structures sous-jacentes, d'objets mentaux ou autres entités postulées qui n'ont pas de définition scientifique en dehors d'une expérience vécue dans et par l'interaction.

Les modèles qui en sont proposés sont inspirés, de manière analogique, des formes connues des sciences physiques et des technologies de l'époque : énergie, pressions, régulations... Ils postulent l'existence de variables cachées telles que celles d'« inconscient », « préconscient »... et de stades organisationnels génétiques tels que celui du miroir, sensori-moteur, opératoire, formel... Des processus immatériels sont à l'œuvre : refoulement, symptôme, transfert... pour la psychologie clinique, dénotative, expressive, conative, phatique... en psycholinguistique, etc.

Il faut rappeler que dès le départ, pour ce qui est de la clinique, c'est-à-dire de la compréhension pour aider, le projet de la psychanalyse était, pour Freud, de donner une dimension scientifique à l'action, à l'aune des théories de son époque, et notamment de la neurologie. L'inapplicabilité de ces connaissances formelles à la compréhension de la vie mentale a amené à postuler l'existence d'instances psychiques, puis de structures, en relation entre elles, dans une dynamique complexe d'équilibre et de sa recherche en cas de perturbation. L'étude de la pensée se fonde alors sur ces modèles et leur adéquation avec le vécu d'une ou de plusieurs situations de confrontation au monde par un sujet pensant. Elle donne lieu à l'interprétation de l'expression qu'il en fait pour en rendre compte. Le chercheur ou le praticien, et c'est souvent le même, cherche à donner du « sens » à l'expérience « particulière » de ce sujet selon le modèle interprétatif adopté. Le vécu est singulier, son expression dépend de plusieurs filtres qui sont la partialité de la prise d'information, la construction ou la reconstruction qui en est faite, la structure imposée par le moyen de son expression, langage, parole ou écrit, art, etc.

La gestalt-thérapie est une psychologie humaniste environnementaliste, basée sur la relation « champ organisme-environnement ». Cette approche thérapeutique est bien connue en Amérique et s'organise autour d'une interaction constante du patient avec son environnement et son thérapeute, dans une analyse continue, à la limite entre le soi et le milieu, là où les événements psychologiques sont réputés avoir lieu.

Les démarches interprétatives sont à la fois analytiques, phénoménologiques, écologiques, structuralistes et constructivistes en ce que la représentation du monde repose sur une réalité multiple de l'individu dans son monde. Il n'y a donc pas qu'une vérité et l'interprétation, qui est la plus maîtrisée possible, joue alors un rôle fondamental dans l'expression de la réalité.

Ces approches de la pensée portent là sur des « postulats lourds », et toute expérience relationnelle est unique, aucune généralisation ne peut en être faite, sauf comme généralités itératives du discours. Aucune théorie n'est « réfutable » au sens de Popper : une théorie n'est scientifique que si elle est capable de fournir elle-même les arguments et les moyens de prouver sa propre fausseté. Les scientifiques passent d'une théorie à l'autre ; tout est bon pour arriver au résultat, ici diminuer le malheur et favoriser le bien-être du sujet patient.

Malgré les critiques qui sont adressées à ce type d'approches — non-scientificité, interprétation, cas individuels, catégorisations arbitraires… —, elles ont permis de construire les premières modélisations de l'appareil cognitif, tant en ce qui concerne sa structure que sont fonctionnement. Elles mettent notamment en évidence le rôle et la nécessité du temps à la fois dans l'élaboration de l'appareil psychique et dans le processus et l'expression du vécu, et celui du contexte et ceux du relationnel interpersonnel, pour ce qui est de la constitution de ce vécu comme pour son expression.

Le béhaviorisme.

C'est principalement en perspective de cet « interprétativisme » faisant appel à une « introspection » non mesurable, aux démarches « mentalistes » que des scientifiques s'intéressèrent, et ne s'intéressèrent qu'à ce que l'on peut mesurer. Et la seule chose qu'on peut objectiver d'un sujet est son comportement.

Pour ces scientifiques, l'ambition est d'appliquer les méthodes des sciences formelles à la recherche en psychologie jusqu'ici rattachée à la philosophie. Il s'agit de « scientifiser » l'étude des comportements en se basant sur des seuls observables dont on peut noter les modifications et les évolutions en fonction de deux critères principaux : des modifications de l'environnement et l'histoire des interactions du sujet à cet environnement. On constate que le comportement observable et mesurable est dépendant de facteurs spécifiques repérables : il est conditionné.

La méthode béhavioriste permet alors de mettre en évidence des relations entre des données de l'environnement et les mesures du comportement, et cela sans faire appel aux notions de psychisme, de vécu ou d'interprétation. L'appareil psychique est conçu comme une « boîte noire » dont on s'interdit l'ouverture conceptuelle en ne s'intéressant qu'aux entrées dans la boîte, les stimuli, et aux sorties, les comportements. La démarche est alors statistique par l'étude des relations entre les deux registres, entrées et sorties, et celles des « équations de transfert » entre eux, en fonction de caractéristiques des sujets dans des approches différentielles, ou de l'histoire de leurs relations à l'environnement dans des approches de génétiques (psychologie de l'enfant. de l'éducation, etc.).

Les pionniers.

À la fin du XIXe siècle et au début du suivant, Ivan Pavlov, l'un des fondateurs de la psychologue russe, étudia sur des chiens le réflexe salivaire en fonction d'un stimulus, indépendant de l'alimentation, mais qui est associé à l'arrivée de la nourriture.

L'expression « chien de Pavlov » est née avec la découverte du « réflexe conditionnel », c'est-à-dire un comportement systématique induit par une anticipation du déclencheur d'un réflexe.

À la même époque, Edward Thorndike étudiait l'apprentissage par la méthode des essais et erreurs, et mettait en évidence des lois psychologiques basées sur le processus de renforcement. Il montrait que plus un comportement devient automatique, plus la réponse est stable, et que plus un apprentissage est renforcé par un accompagnement positif, plus il s'établit facilement.

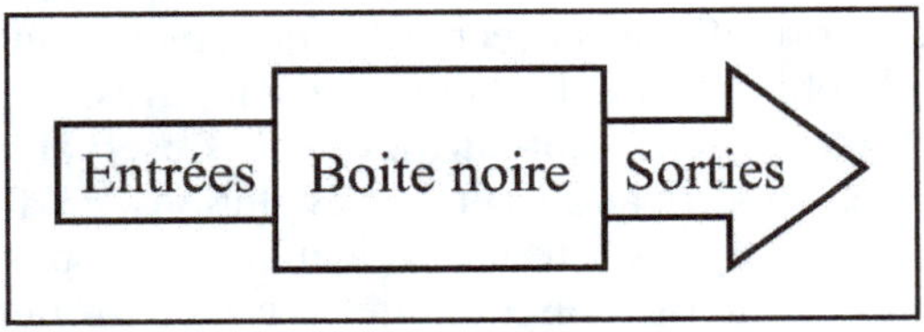

Figure 7 - Principe de la boîte noire béhavioriste.

Au début du XXe siècle, John Watson s'est inspiré de ces pionniers pour créer le mouvement béhavioriste en réaction aux approches interprétatives des faits mentaux. Pour lui, la psychologie doit se limiter aux seuls observables, et donc aux relations entre stimulus et réponses comportementales. C'est l'apprentissage et le conditionnement qui sont à l'œuvre dans les modifications de ces relations, et leurs mises en évidence doivent permettre des applications efficaces dans des domaines aussi variés que le comportement animal, la publicité ou l'éducation des enfants.

Il faut noter que la notion de boîte noire, issue de la cybernétique, a été récupérée par le béhaviorisme après la naissance de la cybernétique qui en a formulé le principe en automatique à partir des travaux de Wiener en 1948.

Le béhaviorisme radical et la « boîte de Skinner ».

Le béhaviorisme a eu une influence très forte sur la psychologie du XXe siècle. Il a notamment trouvé son application dans l'élaboration de lois cognitives des apprentissages et dans l'étude des processus mentaux ramenée à une conception dynamique dépendante des apprentissages. Il en est devenu l'un des paradigmes majeurs, sous une forme radicale défendue par Burrhus Skinner qui étend les lois béhavioristes à l'interprétation de l'ensemble de la vie mentale. Cette généralisation repose sur la détermination de deux types de comportements. Le comportement répondant est celui élaboré par l'appareil psychique d'un sujet en réponse à un apprentissage conditionnel, le comportement opérant s'établit à partir d'un conditionnement anticipateur, dit skinnerien, acquis par essais-erreurs.

Le béhaviorisme repose sur les études de la « boîte de Skinner ». Un animal est enfermé dans une boîte au plancher électrifié, pouvant ainsi délivrer un renforcement négatif, et doté d'un distributeur alimentaire, pour le renforcement positif.

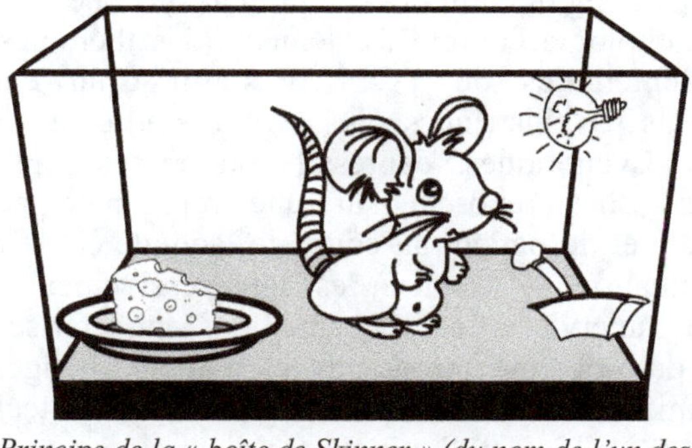

Figure 8 - Principe de la « boîte de Skinner » (du nom de l'un des principaux théoriciens du béhaviorisme).

L'animal doit apprendre, par conditionnement, à agir sur un levier lors de la survenue d'un signal lumineux, afin d'obtenir son alimentation (renforcement positif) ou éviter une décharge électrique (renforcement négatif).

On étudie ainsi, à partir de la théorie des lois de Skinner, le fonctionnement des systèmes sensoriels et moteurs et les relations qui existent entre eux, mais également le rôle de l'attention, les lois de l'apprentissage et de la mémoire les modulant…

Le béhaviorisme aujourd'hui.

Le béhaviorisme a été le paradigme majeur des théories de la pédagogie et de la rééducation, il y reste encore très prégnant. On le trouve notamment à l'inspiration des principales méthodes d'apprentissage des langues, dites audio-orales, notamment pratiquée en ligne, sur Internet ou en laboratoire.

En clinique, il est également à la base de l'analyse appliquée du comportement, ou Applied Behavioral Analysis - ABA - qui est l'une des méthodes les plus connues de prise en charge des troubles des autistes. Comme les pratiques qui en sont dérivées, elle ambitionne de faire acquérir les moyens d'une meilleure intégration possible dans l'environnement social des malades, par la valorisation de comportements adaptés et l'évitement de comportements inadaptés. Cette méthode est également utilisée pour des personnes victimes d'addictions envahissantes.

On trouve également des applications béhavioristes en psychopathologie comme fondements des thérapies cognitivo-comportementales ou TCC. Il s'agit d'un ensemble de traitements psychiatriques plus légers, s'adressant à différents troubles psychotiques, dépressifs ou anxieux, phobiques ou addictifs. Elles reposent sur une relation « active » du thérapeute et du patient au cours de laquelle ce dernier est mis « en situation ». Celui-là est progressivement exposé, de manière supervisée, à des situations caractérisées par des sources du problème à traiter, avec un apprentissage au contrôle des manifestations inadéquates grâce à des techniques de relaxation. Le but est d'agir sur les distorsions cognitives en en limitant l'impact incontrôlé, et en développant des comportements ou des pensées positives, substituées par apprentissage.

De telles méthodes sont aussi développées en ergonomie, dans le cadre de la maîtrise de la sécurité industrielle ou dans le management et la manipulation des comportements afin de valoriser la compétitivité des postes de travail. Depuis ces dernières années, un renouveau de l'intérêt pour ces méthodes s'appuie sur les techniques de réalité virtuelle ou augmentée, avec des mises en situation réaliste, permettant une immersion des sujets tout en maîtrisant les informations qui leur sont données.

La cybernétique.

Ce mouvement est né de la convergence de travaux des mathématiciens, physiciens et électriciens, mais aussi de biologistes et spécialistes des sciences sociales, qui se sont développés pendant la Seconde Guerre mondiale et ont pu émerger à l'issue. La cybernétique a été formalisée en tant que telle par Norman Wiener, dès 1947 à Paris, à l'invitation de Louis Couffignal, comme « science des systèmes » (Couffignal, 1963). Il s'agit en première intention d'un ensemble de domaines scientifiques entre lesquels sont tissées des relations d'analogie ou de causalité multiple. En mathématiques, on note la théorie de la prédiction statistique, dans le domaine technologique, on théorise les machines à calculer et les télécommunications, et en biologie et psychologie, on s'accorde sur l'évidence naturelle les phénomènes de rétrocontrôle et d'adaptation (*cf.* Claverie, 2005).

Un modèle commun du traitement de l'information traverse alors toutes ces disciplines, basé sur la modification de variables d'entrée à travers un canal unique, ou un système unique de canaux associés, pour donner des sorties dont la propriété est de modifier le milieu environnant et donc, par feedback, devenir de nouvelles entrées influençant le système.

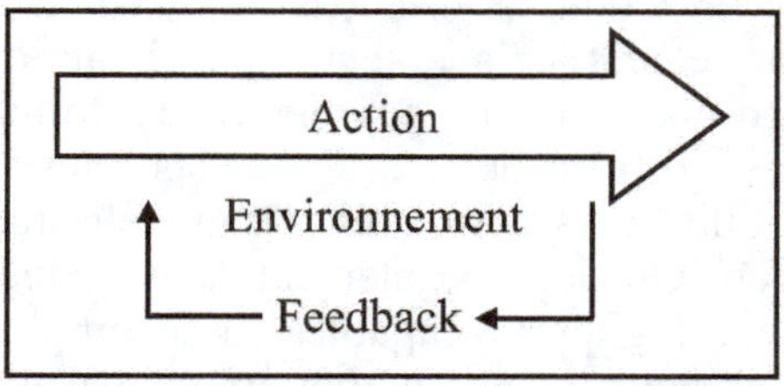

Figure 9 - Modèle cybernétique mettant en évidence le bouclage par feedback.

La cybernétique s'est constituée autour de ce modèle de contrôle. Ainsi, la première conférence de cybernétique, organisée à l'initiative de la « Fondation Macy » en 1942 autour du concept d'inhibition, rassemblait sous la thématique de l'« automation » des analyses théoriques et des études techniques portant sur un inventaire de cas spécifiques, spécialisés, et développant des considérations générales sur les aspects sociaux de l'automation et de sa régulation. Dès la seconde conférence d'après-guerre, on a vu se constituer deux courants concernant pour l'un des applications techniques de l'automation, et pour l'autre les théorisations et usages en matière de sciences sociales. En fait, ces deux dimensions sont présentes depuis l'origine puisque le mot est forgé du grec *kubernêsis*, qui au sens propre signifie « action de manœuvrer un vaisseau », et au sens figuré, « action de diriger, de gouverner » : l'action et la stratégie. Le terme avait d'ailleurs été initialement utilisé par Ampère pour désigner l'« art du gouvernement » avant d'être repris par Wiener pour définir une science du « contrôle et de la communication dans les systèmes vivants et artificiels ». On entend ainsi définir une « science de l'information » externe et interne, du naturel et de l'artificiel, des unités comme des assemblées, dont le concept majeur est celui d'une adaptation grâce à un « bouclage par l'environnement », à une régulation en *« feedback »*.

Une science des automates.

Les systèmes cybernétiques répondent à des caractères communs. Ils traitent de l'information, sont régulés par feedback, et leur action est orientée vers un but. Ces systèmes dits « à comportement » s'adaptent à une situation extérieure et y répondent d'une manière appropriée conformément à des critères précis. Tel est le cas, pour les plus simples, des dispositifs stabilisateurs qui servent de modélisation de base de l'autorégulation, On décrit également dans cette catégorie les ensembles téléologiques, capables d'accomplir une tâche caractérisée en poursuivant un but tout en étant capable de s'adapter à diverses situations et à leurs variations (homéostats, automates de Ashby, systèmes d'autoguidage...), les réseaux autoadaptatifs qui sont des systèmes à visée perceptive, motrice ou décisionnelle capables de modifier leur structure interne en fonction de procédures d'apprentissage de la nouveauté (par exemple perceptrons), les robots et autres automates capables d'un comportement complexe, doués de réflexes conditionnés et pouvant apprendre de nouvelles conduites (tortues de Grey Walter, robots Nao ou Pepper...). Les robots autoréférentiels sont réputés modifier leur structure interne pour s'adapter aux modifications de l'environnement ou au changement de but. On verra plus tard que la conception même de cette modification distingue deux courants de la cybernétique, celui qui considère des modifications structurelles des réseaux de traitement de l'information, et celui qui postule des modifications en mémoire pour permettre la modification des effets de ce traitement par un programme, lui-même mémorisé.

De tels automates servent de modèles à la compréhension du vivant et on peut décrire en biologie des mêmes systèmes de régulation par feedback et d'homéostasie, de réseaux réticulaires d'activation ou d'inhibition, des unités comportementales et des ensembles autoréférentiels et auto-organisés.

Les systèmes artificiels ou biologiques traitent de l'information concrétisée par des signaux réels, et ce sont respectivement la physique et la physiologie qui étudient ces phénomènes. La cybernétique s'affranchit de la nature des signaux en en faisant abstraction pour s'attacher aux principes, indépendamment des supports analogues réels, pour développer une science des automates formels, ou automates abstraits. En ce sens, il s'agit d'une discipline de modélisation des automates.

Le concept d'automate formel.

Les automates abstraits représentent l'aspect purement logique des automates. Ce sont des systèmes théoriques qui transforment en un temps fini un signal d'entrée en un signal de sortie, et peuvent recevoir une formulation purement mathématique. L'automate abstrait est un système théorique qui est un transformateur d'information.

Deux caractéristiques doivent alors être prises en compte. La première correspond à l'existence ou l'inexistence, et le cas échéant à la mise en œuvre d'un programme permettant de contrôler les opérations de traitement de l'information. La seconde est relative à l'origine de tout ou partie de l'information qui peut être d'origine exogène (programme externe implémenté) ou d'origine endogène (auto-organisation basée sur la rétroaction et le contrôle).

S'il existe au sein d'un automate, un programme est une suite d'instructions formelles exprimées dans un langage donné, compréhensible par le système, indiquant des suites d'opérations logiques à effectuer dans un ordre donné. De même, la mémoire correspond à un stock plus ou moins stable d'informations à disposition du programme qui peut aller les chercher pour lire des instructions ou pour recueillir l'information à traiter et la conserver une fois ce traitement terminé.

Ces deux volets du traitement renvoient aux problématiques de dualité de point de vue, avec d'une part le programme et le raisonnement, et d'autre part le stockage et la mémoire, qui sont les deux volets de l'activité de pensée

Le cerveau conçu comme « réseau de neurones ».

La convergence des données des neurosciences, de la modélisation mathématique et de l'électronique naissante, a amené la cybernétique à développer l'analogie entre cerveau et réseau. Là encore, deux conceptions ont vu le jour.

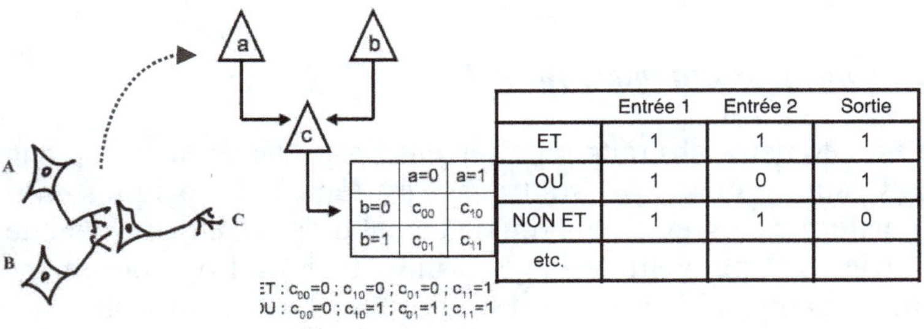

	a=0	a=1
b=0	c_{00}	c_{10}
b=1	c_{01}	c_{11}

	Entrée 1	Entrée 2	Sortie
ET	1	1	1
OU	1	0	1
NON ET	1	1	0
etc.			

Figure 10 - Fonctions logiques traitées avec un ensemble de trois neurones.

D'un côté, un courant initié par McCulloch et Pitts (1943) a étudié les capacités fonctionnelles d'un réseau auto-organisé d'automates cellulaires : les neurones formels. Ces neurones sont des analogues de leurs modèles naturels en ne disposant que d'une structure en entrées (dendrites) et sortie (axone) d'une unité (corps cellulaire) embarquant une fonction de seuil. Il s'agit pour chacun d'eux d'un automate à seuil nécessitant un certain nombre d'entrées pour pouvoir ou non distribuer une réponse en sortie.

On peut montrer que ces automates sont capables, dès un niveau élémentaire, de traiter toutes les fonctions logiques sous forme de portes ; l'ensemble du réseau de neurones prenant alors la valeur d'une matrice de transfert d'une boîte noire béhavioriste dont on aurait enfin une description interne (*open the box*). Dans un tel système, il n'y a pas de programme symbolique puisque la puissance du système réside dans la logique des connexions entre les automates. La mémoire n'existe pas à proprement parler, puisqu'il s'agit en fait d'une caractéristique des connexions entre automates, caractéristiques qui peuvent changer (plasticité) et évoluent en fonction de son expérience du système (apprentissage). Ce courant a donné naissance au courant connexionniste.

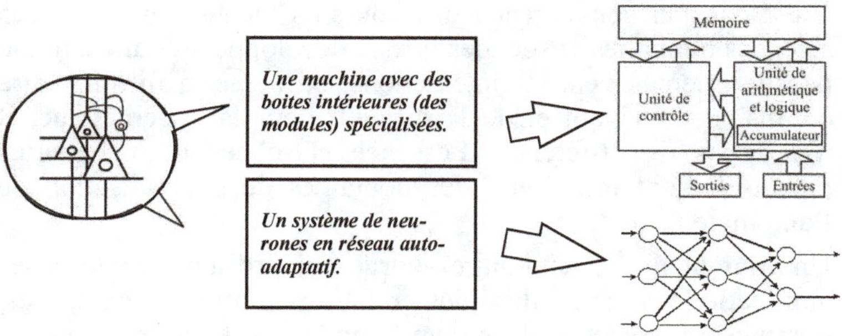

Figure 11 - Les deux voies du traitement cybernétique de l'information, avec (en haut) le symbolisme et les architectures de type Von Neumann et (en bas) le connexionnisme relatif aux seules lois des réseaux de neurones.

D'un autre côté, un courant s'est constitué en référence à la modélisation de Von Neumann. Un système de traitement de l'information associe plusieurs unités spécialisées, dans une sorte de découpage du travail de traitement de l'information. Une unité de contrôle gère selon les instructions successives d'un programme les actions d'une structure logique, dynamique, dotée d'un stock d'information à court terme et ouverte sur l'environnement, le tout en relation avec des informations stockées à long terme, contenant les instructions du programme et les données nécessaires au calcul.

De tels systèmes prennent le nom d'ordinateur, et leur mode de fonctionnement repose sur la dualité entre le processeur (raisonnement) et le stockage (mémoire). C'est le début de l'analogie « cerveau-ordinateur » qui a donné naissance au courant symboliste ou cognitiviste, qui fait l'objet du chapitre suivant.

En perspective, l'analogie cerveau/réseau de neurones capable de s'auto-organiser en fonction des lois simples de connexion synaptique a motivé le courant connexionniste dont il est question plus loin.

Le béhaviorisme aujourd'hui.

Le concept d'automate formel est d'une puissance étonnante quant aux ambitions d'application du courant cybernétique. C'est dans la convergence des courants technologique et des sciences humaines et sociales que se développe aujourd'hui une pensée orientée vers les interactions, et même la fusion, voire confusion du vivant et de l'artificiel. Pour la cybernétique, il n'y a pas de différence d'essence entre ces deux registres puisqu'ils sont tous deux des domaines de concrétisation de l'automate formel.

Un courant interdisciplinaire aborde aujourd'hui l'étude et les applications potentielles des relations entre technologies, hommes et sociétés. Dans un monde où le numérique est omniprésent, les puces sont maintenant disséminées dans les espaces de vie. Cette « pervasion » a pour ambition de faciliter la vie de tous les jours, d'augmenter la sécurité et de favoriser la fluidité entre les technologies et le vivant.

Ces objectifs ont aujourd'hui pour ambition deux orientations : l'interface et l'intégration homme-machine.

Le problème de l'interface est celui du mode commun de communication de la machine à l'homme et de l'homme à la machine. Pour l'heure, il reste cantonné à des systèmes de codage de réactions comportementales ou de mesures électrophysiologiques qui sont codées dans des formats représentant des grandes catégories d'intentions. Ainsi, les interfaces cerveau-machine ou *brain-computer interfaces* (BCI) en sont l'exemple le plus illustratif. Le sujet « apprend », par une technique de biofeedback, à émettre des ondes électroencéphalographiques comme il apprendrait à produire des états de conscience modifiés lors de techniques de relaxation, de pleine consigne ou de méditation. Ces patterns électrophysiologiques sont repérés par des algorithmes de traitement du signal et associés à des ordres donnés à des machines automatiques ou à des informations d'entrée enrichissant des calculateurs d'intelligence artificielle. Il n'y a pas de branchement direct de la pensée à l'ordinateur, mais un apprentissage à émettre certaines formes reconnaissables pas la machine, que le programme de celle-là considère comme des informations d'entrée, au même titre qu'un comportement sur un capteur haptique, un clavier ou une simple souris. Ce type d'interface trouve son utilité clinique dans l'aide augmentative ou substitutive au handicap, par exemple pour la commande d'une prothèse ou d'une machine à écrire comme dans le cas des « locked-in syndromes » dans lesquels le patient enfermé dans son corps ne peut communiquer que par le clignement des yeux ou le mouvement oculaire vertical. De telles applications font l'objet de recherches industrielles poussées dans le cadre de l'aide au pilotage ou à la conduite d'engins ou dans la communication homme-robot.

La seconde orientation est beaucoup plus ambitieuse. Elle s'appuie sur les travaux précédents, mais envisage un réel partenariat entre le sujet humain et la machine. Tel est le cas des puces implantées qui peuvent soit permettre de se connecter à de grandes bases de données, soit d'augmenter des performances naturelles. La problématique de l'« homme augmenté » concerne à la fois le handicap, avec par exemple des implants cochléaires ou rétiniens, que l'industrie ou la défense, avec des améliorations des opérateurs pour les rendre plus performants. Il ne s'agit plus d'interface entre un homme et une machine qui en est le prolongement, mais d'une réelle collaboration qui emprunte aujourd'hui deux pistes.

La première est celle de, l'« équipage », désignée par l'acronyme HAT pour *human-autonomy teaming*, ou partenariat homme-machine intelligente. L'homme est considéré comme un simple élément d'un ensemble complexe composé de l'ensemble. On peut trouver une référence à ce projet dans l'illustration de la chambre chinoise de Searle qui sera évoquée plus loin. Ce n'est pas l'opérateur humain qui utilise une machine, ni une « *smart machine* » qui se substitue à lui, mais bien le duo anthropotechnique qui est à l'œuvre pour un objectif commun.

La seconde piste est moins mature ; c'est celle fédérée sous l'acronyme NBIC pour désigner la convergence des Nanotechnologie, Biotechnologie, Informatique et Cognitique (respectivement technologies de l'information et technologies de la cognition). Il ne s'agit plus d'une cybernétique numérique, mais bien d'un élargissement de l'horizon technologique à des dimensions biologiques, microélectroniques, calculatoires y compris dans la forme quantique, et des sciences cognitives appliquées à la fois à l'individu, aux ensembles d'individus et à la cognition artificielle et hybride. Cette orientation travaille en particulier sur les implants ou autres appareils incorporés au corps : puces, nanorobots, réseaux implantés, capteurs et effecteurs artificiels greffés, etc. Ce domaine est très discuté pour poser des questions éthiques majeures qui ne trouveront leur résolution que dans les accords internationaux et une réglementation coercitive qui concerne autant l'éthique du vivant, que celle de la psychologie, ou celle du numérique.

Le paradigme cognitiviste.

C'est le paradigme majeur des sciences cognitives. Le cognitivisme s'inscrit dans la double métaphore du cerveau ordinateur et de la pensée comme programme logique. Pour les cognitivistes, un programme est à l'œuvre dans la pensée ; ses instructions successives consistent en des opérations cognitives. Elles sont supportées par des entités neurales, dont un inventaire peut être fait par la neurophysiologie ou la psychophysiologie. Elles supportent des sous-programmes que ces entités incarnent, comme un programme est implémenté sur un ordinateur.

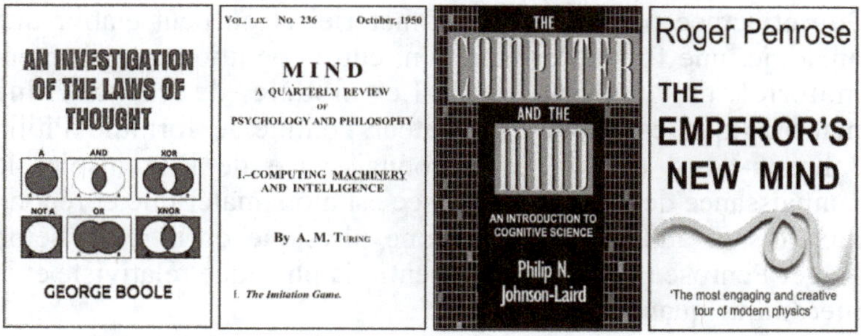

1854 1950 1980 1989

Figure 12 - Quatre étapes de la pensée cognitiviste.

La pensée, la logique et l'ordinateur.

Le premier postulat du cognitiviste est que la pensée est une forme d'expression du fonctionnement d'un calcul programmé.

Le postulat d'une cognition mathématisée, inspiré de Leibniz, est formulé par George Boole qui affirme en 1854 que « les lois de la pensée » sont fondées sur un langage symbolique, lequel permet d'« établir la science de la logique » et la « théorie des probabilités ». Il montre d'une part que la logique est mathématisable (l'algèbre de Boole) et permet tout calcul à partir de 0 et de 1. De cela, la pensée est une réalisation matérielle de calculs.

Le cognitivisme s'est développé sur une telle base, en rencontrant à la fois la cybernétique, et notamment l'architecture Von Neumann capable de mécaniser le calcul, et la double démonstration d'Alan Turing selon laquelle « *thinking is computing* », et tout ce que fait l'esprit humain peut être effectué par une machine (une « machine de Turing » est un automate formel complet au sens de la cybernétique). Le projet devient alors le paradigme d'une science de la pensée matérialiste, débarrassée des influences subjectivistes et interprétatives, en permettant une convergence stricte entre psychologie objective, neurosciences, physique et modélisation mathématique.

La cognition est donc fondamentalement un calcul, et l'intelligence est computationnelle. L'activité cognitive peut être effectuée par un dispositif matériel et on peut établir une analogie, une forme de réduction, entre cognition et traitement matériel de l'information. Le modèle de la machine neurologique est alors l'ordinateur comme le formule Philip Johnson-Laird (1980), et la connaissance de l'un inspire la connaissance de l'autre. La pensée est alors matérielle et répond aux lois et aux contraintes d'une physique qu'il reste, selon Roger Penrose (1989), à établir entre la physique relativiste et la mécanique quantique.

Il s'agit alors, pour le psychologue ou le neurologue, de chercher comment les phénomènes mentaux peuvent être matériellement réalisés, et comment leur complexité peut être réduite à une décomposition en processus ou opérations élémentaires dont la réalisation matérielle est physiquement possible. Cette position théorique inscrit le cognitiviste dans la logique de décomposition analytique et modulaire, où chaque fonction dépend d'un sous-système, une boîte fonctionnelle, et inversement chaque boîte nécessaire correspond à une fonction à mettre en évidence. C'est la logique « boxologique ».

Cette logique va rencontrer un grand succès chez les informaticiens comme chez les psychologues. Ces derniers vont trouver dans ce modèle le moyen d'explorer les fondements mêmes des processus cognitifs, considérés comme des ensembles organisés de sous-processus, orientés vers la résolution d'un problème (pensée et intelligences) ou le maintien d'une information de manière dynamique ou durable (représentation et mémoire). Chaque ensemble identifié peut être conçu comme un système spécialisé, encapsulé, en charge d'un élément de l'ensemble cognitif. Bien que pouvant être purement matérialiste, on revient ainsi à une forme du dualisme d'approche initial des sciences cognitives.

La matérialisation de la logique.

Si, selon l'adage de Turing « thinking is computing », il convient de comprendre comment l'on passe concrètement de la logique au calcul. Et c'est l'ordinateur conçu sur les bases de l'architecture Von Neumann qui permet cette compréhension.

De manière générale, toute machine à calcul utilise des informations binaires : un interrupteur, une position sur une molette, un trou dans une carte perforée, une trace magnétique, le passage d'un courant électrique… Un ordinateur fonctionne donc avec des informations binaires qui correspondent à des combinaisons de seulement 2 caractères, notés par convention « 0 » et « 1 » qu'on appelle des bits.

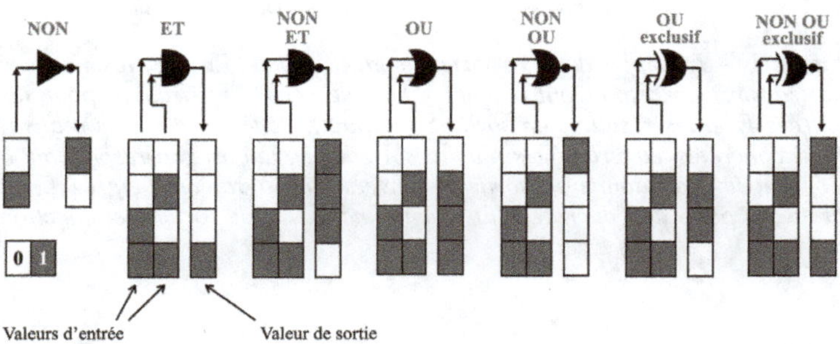

Figure 13 – Les opérateurs logiques exprimés sous forme de portes booléennes : les informations d'entrée, 0 ou 1, sont traitées par les portes en associant des valeurs de vérité, ou matrices de transfert, pour donner des valeurs de sortie. Les portes peuvent être associées entre elles en un système de traitement logique.

On stocke physiquement cette information sur un support adéquat qui peut donc contenir l'information « 1 » ou « 0 ». Les interrupteurs ou équivalents sont appelés des portes logiques. Elles correspondent chacune à un opérateur spécifique de la logique booléenne : non, et, non et, ou inclusif, ou exclusif, etc.

Si l'information binaire est codée par un courant électrique, on peut construire des réseaux de composants électroniques qui réalisent concrètement ces portes logiques. Ces ensembles sont les microprocesseurs des ordinateurs. Ces derniers peuvent contenir des centaines de millions, voire des milliards de transistors.

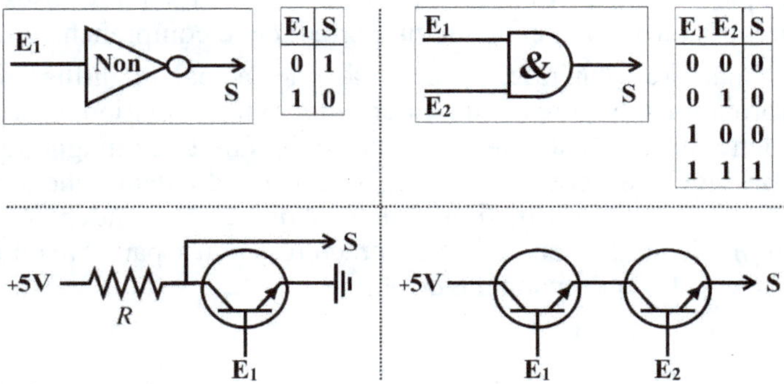

Figure 14 – Exemples de deux portes logiques, Non et Et, avec les matrices de transfert correspondant à leurs tables de vérités respectives pour les entrées E_i et les résultats en sortie S (en haut), Schémas de leurs réalisations concrètes, électroniques (en bas). À gauche, la porte correspondant à l'opérateur Non donne en sortie S l'inverse de la valeur d'entrée E_1, à droite, la porte de l'opérateur Et fournit une valeur de sortie S en fonction de celles des entrées E_1 et E_2.

Les portes peuvent être associées en différents ensembles permettant des opérations plus sophistiquées ; il s'agit alors de complexité supérieure de circuits logiques. De tels circuits sont physiquement « imprimés » sur des cartes électroniques et donnent une réalité concrète à la réalisation du calcul, à partir des formes binaires soumises à ces réseaux.

Les informations peuvent alors être inscrites dans des registres de bits. Un registre est un ensemble de n bits permettant de stocker des données sous forme binaire selon un code convenu. Les calculs sont alors successivement appliqués à toutes les parties de l'information. Ainsi le nombre 9, codé sur un registre de 4 bits, soit 1-0-0-1, peut être ajouté à 5, soit 0-1-0-1, pour donner 1-1-1-0, c'est-à-dire 14, et réaliser ainsi concrètement l'opération 14=5+9.

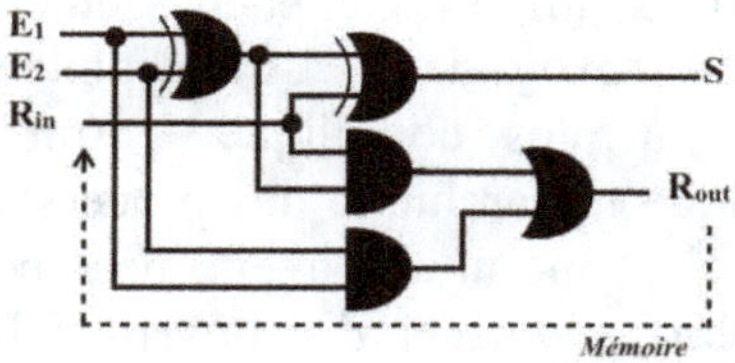

E_1	E_2	R_{in}	S	R_{out}
0	0	0	0	0
0	0	1	1	0
0	1	0	1	0
0	1	1	0	1
1	0	0	1	0
1	0	1	0	1
1	1	0	0	1
1	1	1	1	1

Figure 15 – Circuit logique d'addition de deux entrées binaires E_1 et E_2, par combinaison de portes Ou exclusif, Et et Ou. La matrice de transfert du circuit entier donne à chaque itération une valeur de S assortie d'une retenue R (R_{out} en sortie, qui s'ajoute au résultat S, et est réinjectée dans le réseau à l'itération suivante : R_{in}).

Ainsi, un assemblage successif de différentes portes permet de programmer des opérations arithmétiques simples, puis en les associant selon les instructions pas-à-pas d'un programme, de calculer et d'écrire, de recevoir des informations par des senseurs, d'en distribuer par des actionneurs, de commander des interfaces avec d'autres machines, avec les hommes, avec le monde.

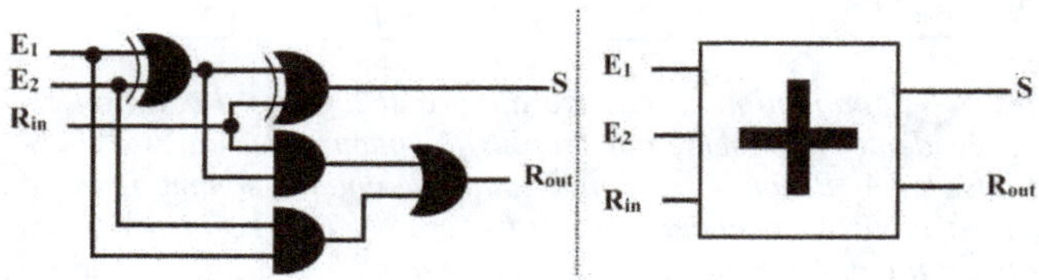

Figure 16 – Exemple d'encapsulation du circuit logique de l'addition de deux entrées binaires. On ne s'intéresse qu'au comportement du circuit et non à sa structure de calcul.

L'encapsulation hiérarchique et la boxologie.

Une des notions les plus efficaces consiste à considérer chaque circuit logique, c'est-à-dire chaque ensemble de portes logiques spécialisé dans un calcul spécifique, comme une sorte de boîte noire (béhavioriste) dont on ne s'intéresse qu'au comportement global, c'est-à-dire au résultat S du traitement global des informations d'entrée E_i.

On peut alors définir des ensembles de boîtes spécialisées, qui contiennent des réseaux organisés d'autres boîtes, elles-mêmes composées d'opérateurs logiques simples. Cet enchâssement de boîtes est à la base de la « boxologie ». Le raisonnement ascendant, du plus simple au plus compliqué, permet de postuler la réalité d'une logique hiérarchique des processus de calcul les plus sophistiqués. Il donne une nouvelle perspective au béhaviorisme qui peut alors envisager d'« ouvrir la boîte noire ».

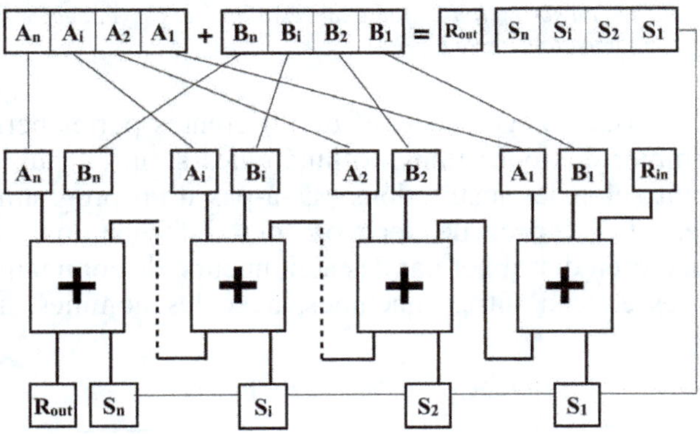

Figure 17 – Application successive du circuit logique d'addition de la figure précédente (représenté par un plus) à chacune des cases d'un registre de n bits. Ici A+B donne la somme totale de chaque somme unitaire à laquelle est ajoutée la retenue de l'étape précédente. Le principe des retenues nécessite des itérations successives et donc la présence d'une horloge.

C'est ce que proposent des auteurs comme Jeremy Fodor, l'un des fondateurs de la théorie computationnelle de l'esprit (1979).

Pour lui, la microstructure de la pensée est l'ensemble des « modules cognitifs » correspondant aux fonctions de bases « encapsulées ». Cette analogie de pensée, entre l'approche ascendante informatique de l'ordinateur conçu comme modèle de l'appareil cognitif et l'approche descendante psychologique de la cognition conçue comme ensemble de modules de traitement, est à la base du raisonnement cognitiviste.

Un « langage machine » de l'esprit, le « mentalais » mettrait en œuvre les modules constituant l'appareil cognitif (Fodor, 1975). La structure de ce langage de la pensée serait relative à une syntaxe innée de la grammaire universelle postulée par Noam Chomsky (2007). On peut alors décrire la pensée, ou certains de ces éléments, comme la mise en œuvre d'un ensemble de structures encapsulées spécialisées dans telle ou telle opération cognitive selon les instructions du mentalais.

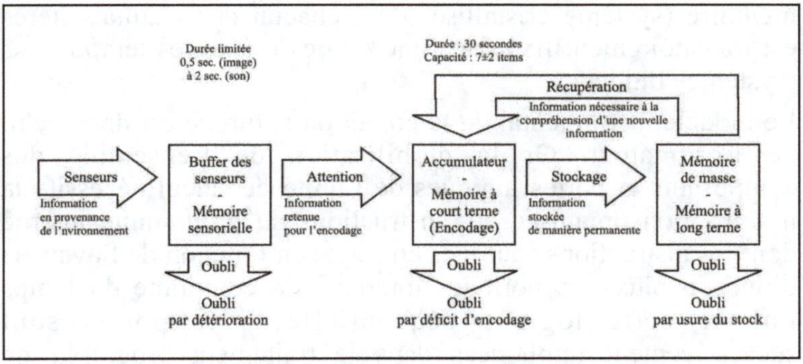

Figure 18 - Exemple de modèle fonctionnaliste : traitement de l'information en mémoire, selon une succession d'étapes correspondant à des modules spécifiques, qui se succèdent l'un à l'autre (d'après Bee & Boyd, en 1994). On a indiqué les temps expérimentalement décrits par la chronométries psychologique, ainsi que les équivalents de mémoires dans l'architecture Von Neumann. Pour le principe, chaque boîte correspond à un ensemble encapsulé, Les temps correspondent aux contraintes d'itération.

Une telle approche boxologique est dite « fonctionnaliste » et s'attache à la mise en œuvre dans la machine ou la découverte dans le cerveau des éléments fonctionnels des structures élémentaires et des ensembles organisés de ces éléments pour l'expression d'une fonction. La méthode informatique de cette expression est la programmation, c'est-à-dire l'organisation temporelle des instructions du langage interne pour la réalisation de fonctions. L'outil psychologique pour les explorer est alors la chronométrie des opérations mentales, qui permet d'en déterminer l'emboîtement et la séquentialité.

Le programme cognitif et le langage intérieur.

On sait donc, depuis la cybernétique, que le traitement de l'information peut être expliqué par un ensemble de calculs réalisés par les unités logiques, dans l'architecture de Von Neumann. Leur fonctionnement est géré de manière temporelle par un ensemble superviseur, processeur en informatique ou administrateur central en psychologie. Cette unité de contrôle met en œuvre les instructions du programme contenu dans la mémoire (système cristallisé) dont chacun des résultats itérés est transitoirement fixé dans une ou des mémoires temporaires (systèmes fluides).

Le modèle instrumental de la cognition naturelle est donc celui de l'ordinateur. Or la mobilisation de l'ensemble des composants et portes logiques de l'unité de calcul nécessite la mobilisation organisée des instructions du programme interne dont les instructions sont lues en séries en fonction de l'avancée d'une ou plusieurs horloges internes. La contrainte du temps impose cette logique séquentielle : les portes sont successivement impliquées dans le traitement progressif de l'information.

L'existence d'un programme postule évidemment celle d'un langage dans lequel il est exprimé. Il s'agit du « langage machine » de l'ordinateur, bien qu'il puisse être adapté dans d'autres langages de niveau plus sophistiqué spécialisé dans la programmation d'opérations spécifiques. Ils sont alors interprétés en langage machine ou compilés dans des sous-programmes alors cristallisés. La pensée serait alors au cerveau ce que le programme informatique (software) est à la machine (hardware).

Un langage est un ensemble d'entités déclaratives organisées selon les règles d'une grammaire de programmation. Pour les cognitivistes, cet ensemble permettrait la représentation, exprimée dans le langage considéré, des objets de pensée dont le contenu renvoie à des entités externes. Le réel extérieur est alors « représenté » dans ce langage. Les processus cognitifs sont donc ni plus ni moins que des opérations réglées sur les représentations qui sont converties (interprétées) en un vocabulaire particulier du langage de programmation interne (des symboles).

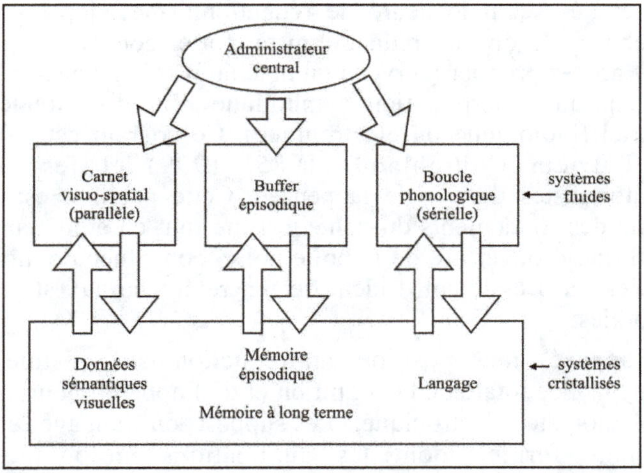

Figure 19 - Exemple de modèle cognitiviste : système boxologique de la mémoire de travail, de Baddeley et Hitch, avec l'hypothèse d'un administrateur central (unité de contrôle) supervisant des systèmes (unité logique) ; les systèmes supervisés sont des lieux d'opérations transitoires (Systemes fluides) en alimentant une mémoire à long terme constitué d'informations stabilisées (systèmes cristallisés).

Les opérations mentales (computationnelles) obéissent à des règles formelles rigoureuse et exhaustive, à une grammaire cognitive. La pensée ne serait donc qu'une simple manipulation de ces symboles suivant le programme mentalais implémenté sur un support matériel, le cerveau ou une machine. Ce paradigme cognitiviste fonctionnaliste selon lequel ce sont des modules fonctionnels, des modules cognitifs, qui opèrent de manière relativement indépendante des supports permet de justifier l'existence d'une pensée mécaniste, d'une « intelligence artificielle », d'une cognition désincarnée. Il existe alors un niveau cognitif indépendant des supports : celui des connaissances et des représentations.

Les formes du cognitivisme.

Trois courants du paradigme cognitiviste peuvent être différenciés selon le degré de réductionnisme adopté par les chercheurs. L'option réductionniste forte considère que le hardware est premier (cerveau ou machine) et le langage interne n'est qu'une interprétation symbolique d'un fonctionnement matériel (biologique ou électronique). Ce courant est défendu par Patricia Churchland (1985, 1999) et les autres « matérialistes durs » de la pensée. Cette position est assez proche des fondements du béhaviorisme tout en admettant une possibilité d'ouverture de la boîte noire, constituée de modules internes qu'il convient d'identifier en référence aux structures cérébrales.

À l'opposé, une position antiréductionniste postule une indépendance totale de la cognition et de l'appareil neuronal ou de l'automate électronique. Le support du langage est un automate formel, dont les duplications biologiques ou artificielles ne sont que des supports plus ou moins nécessaires. Ainsi, pour Turing (1935), une machine de papier peut être suffisante pour calculer et donc penser. Ce courant postule l'indépendance du niveau psychologique par rapport au niveau matériel, puisque plusieurs supports sont possibles, et s'accorde sur un dualisme strict.

Une position intermédiaire, la plus fréquemment rencontrée, reconnaît une forme d'autonomie du niveau cognitif, mais le rapporte à la nécessité d'un niveau matériel sous-jacent, neurobiologique ou électronique. Les propriétés cognitives sont alors contraintes par les caractéristiques de leur support qui leur imposent des modes de fonctionnement et des limites. Ce support « produit » la cognition qui est alors l'une des manifestations de son fonctionnement. La causalité est orientée et l'atteinte du support entraîne une atteinte de la pensée. Ce point de vue fonctionnaliste est à l'œuvre dans la neuropsychologie cognitive qui rattache des types de pathologies spécifiques à des altérations définies des modules neuronaux, chacun de ces modules pouvant avoir son mode de programmation et son programme propres.

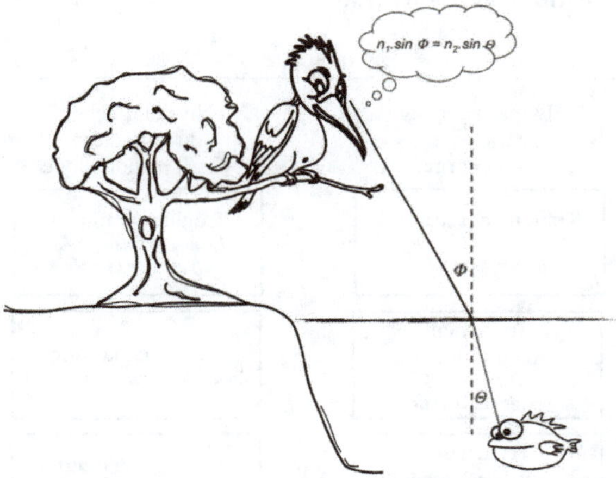

Figure 20 - Illustration du fonctionnalisme cognitiviste : le cerveau « compute » à partir de données extérieures (entrées) converties en données symboliques internes stockées permettant la programmation d'un comportement (sorties) réussi. (d'après Varela : dans cet exemple, la loi optique de Descartes/Snell qui permet à un un animal de traiter la déformation des rayons lumineux par un dioptre, est gérée dans un langage symbolique intégré dans une mémoire interne).

Dans cette version, un rôle est dévolu à l'incarnation. Elle privilégie une organisation fonctionnelle en modules biologiques capables d'exprimer un traitement selon des instructions du langage spécifique à chaque sous-partie du cerveau. Celui-là est conçu comme un ensemble de sous-cerveaux, chacun ayant sa logique et étant l'objet d'études spécialisées. Un niveau supérieur, d'administration centrale, est alors consacré à l'orchestration des traitements des modules spécialisés. Les *fonctions mentales* sont alors liées aux structures qui les mettent en œuvre : sensation, perception, attention, mémoire, décision, programmation motrice, ajustement et contrôle, etc. Il s'agit en quelque sorte d'un système de sous-ordinateurs spécialisés, ou d'éléments spécialisés d'un automate global, chaque ensemble fonctionnant pour lui-même tout en préparant l'information pour un autre dans un ensemble interconnecté, dans une sorte de paradigme du parallélisme psychophysique.

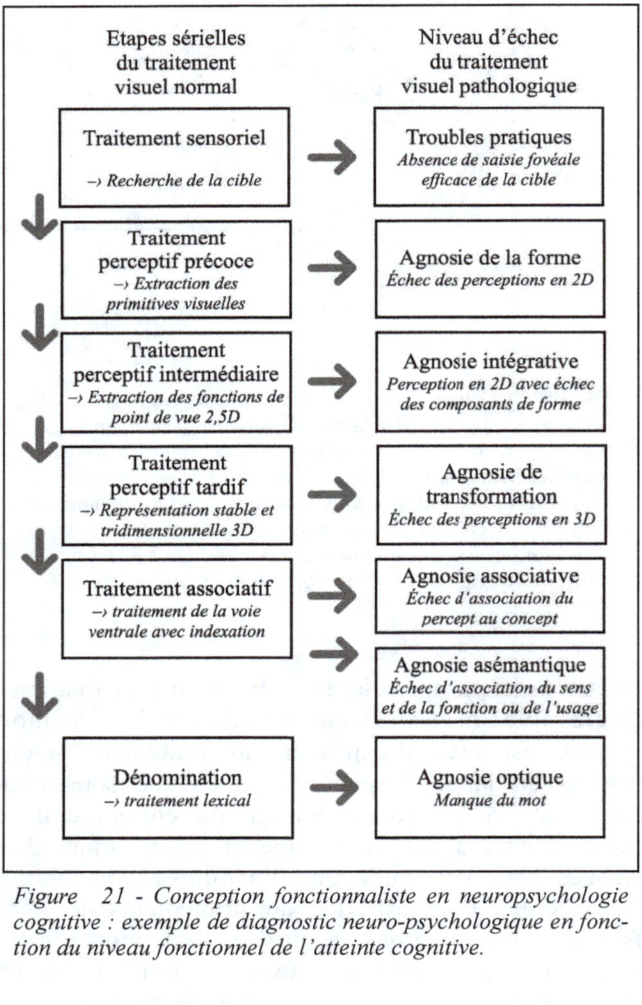

Figure 21 - Conception fonctionnaliste en neuropsychologie cognitive : exemple de diagnostic neuro-psychologique en fonction du niveau fonctionnel de l'atteinte cognitive.

Le fonctionnalisme neuropsychologique.

C'est le paradigme le plus fréquemment utilisé en clinique humaine. Il permet un diagnostic fonctionnel en relation avec le niveau de l'atteinte cérébrale.

La clinique humaine propose ainsi des modèles de troubles en fonction de la logique boxologique.

Chaque fonction dépend d'un module fonctionnel et les fonctions suivantes nécessitent l'intégrité des étapes précédentes dans les systèmes d'organisation sérielle. Par contre, ils peuvent être protégés et faire l'objet de suppléances dans des systèmes parallèles. On peut donc caractériser fonctionnellement le niveau de l'atteinte et expliquer le trouble en le rapportant à la structure que, par exemple, l'imagerie montre lésée.

Il s'agit des principes de la neuropsychologie cognitive.

Le cognitivisme par le dehors.

Si le cerveau fonctionne comme une machine, c'est le programme qui importe, et celui-là peut opérer sur n'importe quelle machine qui le supporte. Une machine est donc intelligente si elle met en œuvre un programme intelligent. Il en est de même pour le cerveau. L'intelligence est donc affaire de performance de soutien du support (l'automate naturel, artificiel ou formel) et de génie du programme. Selon cette conception, un test d'intelligence ne mesure pas les qualités opérationnelles d'un cerveau, mais de la cognition qui y est mise en œuvre.

En 1950, Turing a construit son argumentation sur l'intelligence de machine à partir d'un protocole dit du « jeu de l'imitation ». Un individu (humain) doit découvrir qui de deux de ses interlocuteurs est une machine ou un autre humain. Toute machine qui n'est pas découverte est réputée « passer le test de Turing » et est déclarée intelligente. L'intelligence est donc, selon cette conception, non pas une aptitude à résoudre des problèmes non directement résolubles, mais celle à passer le test, à être reconnue comme telle. L'intelligence est donc attributive ; elle est définie par l'observateur extérieur. Est intelligent ce à quoi l'on attribue un crédit d'intelligence.

De nombreuses critiques psychologiques peuvent être faites à ce test ; il a néanmoins le mérite d'exister et de poser de manière rationnelle une définition fonctionnelle de l'intelligence, et plus largement de la cognition. La cognition est alors l'ensemble des moyens que mobilise un automate, humain ou artificiel, pour produire un comportement reconnu comme intelligent.

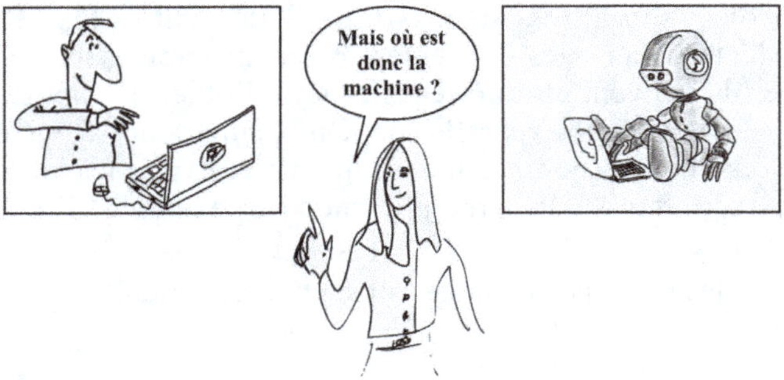

Figure 22 - Le test de Turing : un individu doit, sans autre contact que la communication par écrit (à notre époque, on peut imaginer par tchat), déterminer qui de ses interlocuteurs est une machine ou un humain.

On peut imaginer toute une variété de réponses à ce test : une machine reconnue humaine alors que l'humain est qualifié de machine, deux machines dont l'une est qualifiée et l'autre non, deux humains dont l'un serait disqualifié, etc. Cela nous amène à une dimensionnalité de l'intelligence et donc de la performance cognitive, avec des machines plus ou moins intelligentes selon qu'elles passent ou non le test de Turing, et des gens plus ou moins intelligents selon qu'ils seraient différents de machines. Reste que pour ce mouvement de pensée turingienne, la cognition se juge objectivement, du dehors, par la performance.

Les niveaux syntaxique et sémantique.

En 1980, le philosophe John Searle a publié un argument critique du cognitivisme basé sur une expérience de pensée dite de la « chambre chinoise ».

Dans cette expérience, un opérateur (individu de culture occidentale ne connaissant rien au langage idéographique chinois) est isolé dans une chambre fermée, sans autre communication avec l'extérieur que deux boîtes aux lettres. Cet individu dispose de toutes les documentations, bibliothèques et sources informatiques nécessaires, pour associer des idéogrammes. Il reçoit par une des deux boîtes à lettres des symboles chinois et doit les organiser pour les distribuer en phrases par une autre boîte aux lettres, selon des procédures définies, sans pour autant comprendre la langue chinoise.

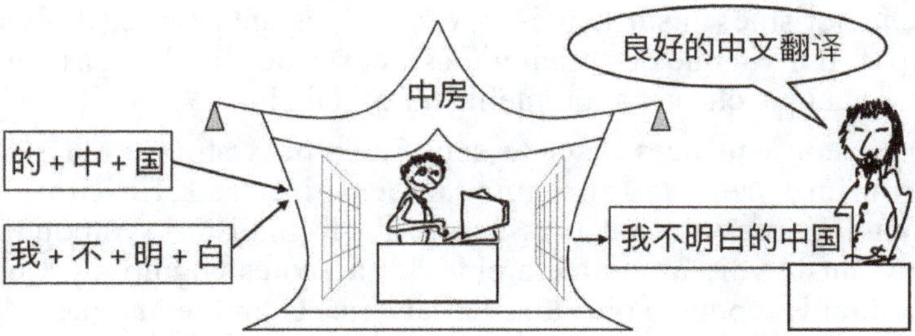

Figure 24 – Expérience de la chambre chinoise de Searle (1980).

Pour Searle, ni la chambre, ni ses composants ou l'opérateur n'ont accès à une « conscience globale ». Seul un observateur (maîtrisant la langue chinoise) extérieur peut avoir accès à cette conscience sans pour autant savoir ce qu'il y a dans la chambre. Searle utilise cette métaphore pour contester le fait qu'un ordinateur puisse avoir accès à la compréhension des résultats du programme qui le fait fonctionner, et ainsi dénoncer l'IA forte.

De manière analogique, on peut concevoir que la chambre chinoise est un ordinateur d'architecture Von Neumann : l'individu est l'unité centrale, les fentes sont les entrées et sorties, les registres sont là mémoire, les règles d'association sont le programme.

L'individu qui est dans la chambre (le cerveau) ne comprend pas ce qu'il fait. C'est de l'extérieur (l'observateur) qu'on peut comprendre. L'observateur joue le rôle du décideur du Test de Turing, et c'est lui qui attribue à l'ensemble la capacité d'intelligence (ou de cognition). L'ordinateur, lui, n'a aucune idée de ce qu'il fait.

De manière générale, on peut conclure que l'ordinateur ne comprend rien à la tâche qu'il effectue ni ne sait rien d'elle ni de son contexte, de son utilité et de sa signification.

Ainsi établit-on une différence radicale entre le syntaxique et la sémantique. Un programme échappe au niveau symbolique (inaccessibilité). Un programme d'échecs ne sait pas qu'il joue aux échecs, et pourtant il gagne les meilleurs joueurs. On ne peut donc pas s'appuyer sur le comportement (critique du béhaviorisme) ni sur le présupposé du langage interne (il n'y en a pas, il n'y a que des grammaires), et surtout ce n'est pas parce que quelque chose paraît intelligent qu'elle l'est.

Deux conséquences de cette expérience peuvent être faites. La première repose sur une nécessaire redéfinition de l'intelligence, n'ayant plus besoin du formalisme symbolique, ouvrant la voie à une hiérarchie des activités cognitives. Cette hiérarchie repousse plus loin (et sans fin) la problématique à des niveaux supérieurs, jusqu'à rencontrer le problème indéfinissable et surtout incommensurable de l'âme cartésienne. Cette première hypothèse est donc rejetée au sens poppérien du terme, et échappe aux sciences cognitives pour rejoindre une forme de dualisme ou une position spiritualiste hors du champ rationnel du matérialisme cognitique. La seconde concerne celle du « HAT » (H*uman-Autonomy* teaming) de la cybernétique dans laquelle ce n'est pas l'opérateur, mais bien l'ensemble chambre-opérateur qui effectue la tâche cognitive, et la conscience du tout ne peut être réduite à une conscience parcellaire de l'un ou l'autre des composants (Ce n'est pas le cortex, ni le cerveau qui est intelligent, mais l'ensemble corporel entier, en relation avec son environnement).

Ce dernier aspect conceptuel ouvre la voie à l'auto-organisation et l'émergence dans les organisations purement neurales, en termes naturel ou artificiel. Il s'agit du paradigme connexionnisme.

Le cognitivisme aujourd'hui.

Le cognitivisme, notamment dans sa version fonctionnaliste, reste le paradigme le plus courant en psychologie, en clinique neuropsychologique, mais également en intelligence artificielle et en robotique. Notamment, dans ce dernier domaine, il trouve un écho chez les concepteurs de machines où chaque unité motrice est indépendante et sa commande placée sous la coordination d'un administrateur central en fonction des entrées. En neuropsychologie, la puissance explicative des modèles cognitivistes trouve un renouveau dans les travaux de l'imagerie cérébrale, permettant d'identifier, mais également circonscrire des structures neuroanatomiques impliquées ou en rapport avec l'expression et le contrôle de sous fonctions particulières, contribuant à une fonction globale (cf. vision et agnosies visuelles, mémoires et formes des amnésies, langage et catégories des troubles phasiques…).

Cette vision modulaire de la cognition a permis de développer des théories telles que celles des spécialisations hémisphériques et plus largement des personnalités cognitives favorisant l'une plutôt que l'autre des sous-fonctions.

Le paradigme connexionniste.

C'est un paradigme alternatif des sciences cognitives, qui s'est développé selon la seconde voie de l'analogie pensée-machinisme. La machine n'est plus à l'inspiration directe du fonctionnement du cerveau, mais celui-ci permet de concevoir une machine, un automate, qui est capable de réaliser des fonctions et sert d'inspiration à l'explication du fonctionnement cognitif.

Ainsi, les machines de reconnaissance visuelle sont inspirées de la structure de la rétine, et leur pouvoir discriminant conduit à la compréhension de processus spécialisés similaires observés chez l'homme. De la même manière, on peut proposer des modèles d'organisation de la mémoire distribuée en réseau, avec l'existence de neurones (ou de microcircuits) miroirs, de convergence vers des unités spécialisées de type sémantique, etc.

Ce courant réunit un ensemble de modèles et de théories différents. Leurs points communs sont leur inspiration biomimétique et l'absence de besoin de compréhension interne, de signification ou d'un quelconque langage intérieur propre au fonctionnement de l'ensemble.

Il s'agit d'une organisation « efficace » de réseaux de neurones connectés entre eux, constituant soit un réticule global dans lequel diffuse l'information qu'il transforme de manière générale, soit un ensemble de sous-réseaux autonomes qui s'associent pour traiter chacun une partie de l'information. L'information traverse le système et y est traitée, filtrée, amplifiée, partiellement modifiée selon des logiques dépendantes des architectures de connexion, c'est-à-dire selon des processus en succession de type *pipeline*, en cascade, en parallèle, ou toute combinaison de ces différentes formes, incluant les boucles de *feedback*.

Dans ces modèles, la cognition est seulement ce que l'observateur extérieur interprète comme étant cela.

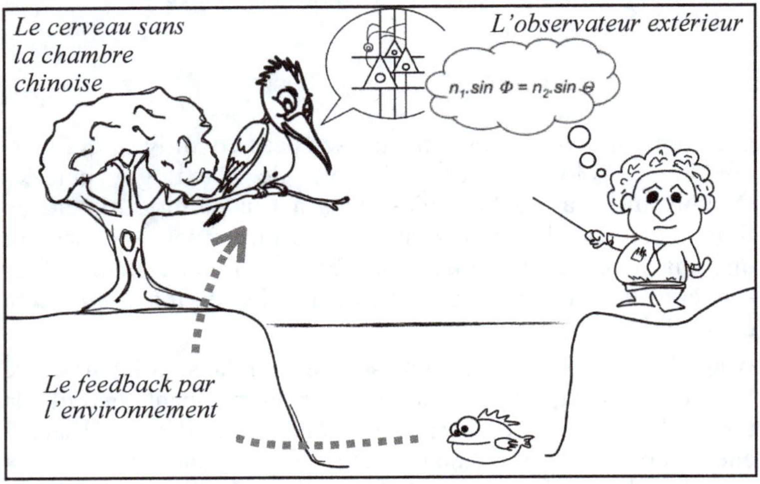

Figure 25 – Illustration de la problématique connexionniste (adaptée de Varela). Elle posture que le cerveau traite « neuroniquement » des données extérieures (entrées) et de données caractérisées par les réseaux internes (ou pour certains stockées dans des réseaux, des connexion ou des caractéristiques structurales de neurones, par exemple neurones miroirs). L'expression symbolique est relative à l'observateur extérieur.

La logique des réseaux de neurones.

Les neurones formels permettent d'implémenter tous les opérateurs logiques. En conséquence, il n'y a pas besoin du recours à un langage formel ni à un programme pour traiter l'ensemble des opérations dont est capable une machine de Turing.

Seuls l'arrangement des réseaux, leur connectique et leur plasticité sont suffisants pour traiter l'information comme le ferait une architecture Von Neumann. C'est la combinaison des opérateurs en succession, en cascade ou en parallèle qui permet l'ensemble du traitement, au même titre qu'un registre de calcul changerait ses portes dans des itérations de calcul en fonction des instructions d'un programme dans l'architecture des ordinateurs classiques (Rumelhart et McClelland, 1986).

Ici, chaque opérateur nécessaire à l'expression du résultat est géré par un neurone ou un ensemble neuronal

Les principes réglant la plasticité des réseaux sont ceux à l'œuvre dans les réseaux naturels. On peut en citer quatre qu'exploitent les spécialistes d'intelligence artificielle connexionniste.

La règle de Hebb (1961) dispose que plus un neurone fonctionne, plus il devient fonctionnel, et plus il utilise une synapse, plus cette synapse se stabilise et devient efficace. Ce principe est à la base de tout apprentissage, notamment dans son aspect procédural, d'automaticité. Il est également à l'œuvre dans les processus de reconnaissance et d'association, notamment entre des entrées du système et l'expression d'une réponse à valeur sémantique.

La règle de rétropropagation consiste en ce que plus les neurones fonctionnent avec des rétroactions facilitatrices ou inhibitrices vers les neurones ou ensembles neuronaux situés en amont. Ce principe permet notamment de comprendre comment se constituent des sous-réseaux spécialisés.

La règle d'inhibition parallèle est exprimée par un ensemble de neurones intermédiaires (notamment de rétroaction) inhibiteurs contribuant à la saillance d'une information traitée par un ensemble neuronal alors que les ensembles immédiatement voisins, dévolus au traitement d'informations proches, sont inhibés.

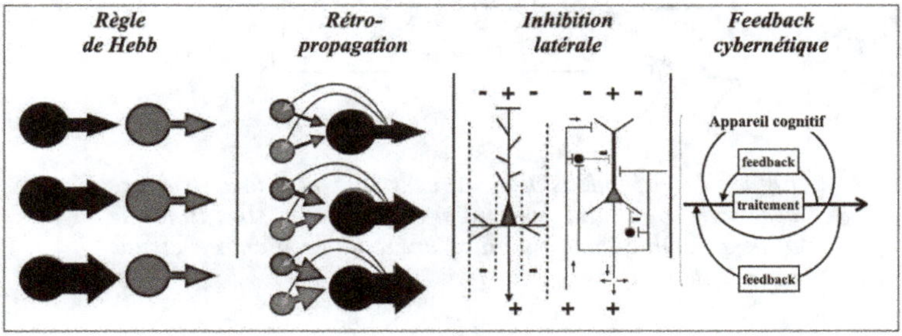

Figure 26 – Quatre des règles neuronales (biologiques) à l'œuvre dans les réseaux de neurones..

La règle de *feedback* cybernétique opère à la fois pour l'ensemble du système cognitif, avec un bouclage par l'environnement, mais également au sein même de chaque sous-ensemble de traitement de l'information. On a ainsi un double principe de contrôle et d'ajustement par *feedback* : externe et interne.

Le principe des couches cachées.

On peut considérer le cerveau comme un ensemble de structures cérébrales, dont les fonctions sont plus ou moins spécialisées, c'est-à-dire qu'elles contribuent à l'expression d'une seule fonction ou a celle de plusieurs. Ces structures peuvent revêtir plusieurs formes — noyaux, territoires… — et sont en relation avec d'autres par l'intermédiaire de réseaux de connexions entre elles. Chaque structure est elle-même constituée de plusieurs ensembles, ou structures internes, également organisées en réseau.

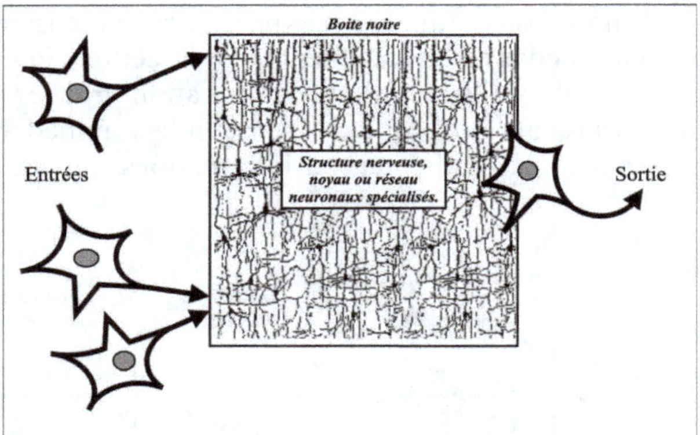

Figure 27 – Modélisation du cerveau, ou d'une structure cérébrale, ou d'un sous-système fonctionnel, sous la forme d'un ensemble compris entre une couche d'entrée et une couche de sortie.

La connaissance précise de cette organisation reste à établir et les études anatomofonctionnelles ne permettent que des modèles de réduction ou d'approximation par simulation ; en effet, les techniques d'histologie ne concernent que des prélèvements extrêmement parcellaires, et quoi qu'il en soit le nombre de neurones et celui des connexions de chacun d'eux aux autres, connexions en perpétuelle réorganisation, rendent déraisonnable toute simulation numérique avec les technologies informatiques actuelles, tant en ce qui concerne la puissance que le temps de calcul.

La réduction par l'architecture des réseaux de neurones artificiels et des synapses élémentaires peut être considérée au-delà de la boîte noire, entre une couche de neurones d'entrée et celle de sortie, comme un ensemble de cellules organisées en sous-systèmes structurés ou non. Cette structure peut être globalement connue selon deux formes, non exclusives l'une de l'autre.

La première modélisation consiste en l'existence d'un ensemble de couches internes, superposées ou en succession, allant de la couche d'entrée (*inputs*) à la couche de sortie (*outputs* ou résultats).

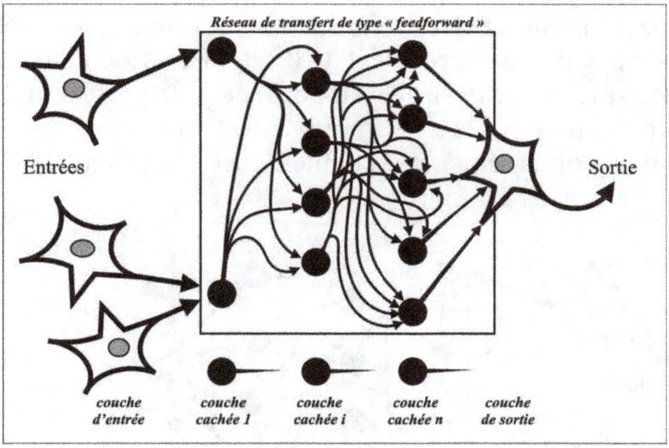

Figure 28 – Modèle de type feedforward.

Ce type de représentation conçoit un traitement hiérarchique, chaque couche donnant les résultats de son traitement de l'information à la suivante qui la traite à son tour. On peut concevoir ainsi un plus ou moins grand nombre de couches. Les paramètres pertinents d'un tel réseau sont le nombre de couches, le nombre de neurones par couche, le nombre de synapses et la règle d'interconnexion d'une couche à la suivante. Pour une tâche donnée, ces paramètres sont généralement choisis de façon empirique et souvent surdimensionnés. De tels modèles représentent une catégorie de « réseau de transfert » de type « *feedforward* ».

Si on observe de telles organisations dans le système nerveux, par exemple dans la rétine ou des couches corticales des systèmes moteurs, elles ne sont pas les plus nombreuses pour présenter en tout ou partie les caractéristiques d'un modèle dit « récurrent ».

Dans un tel type de modèles, les neurones « récurrents » constituent des boucles de rétroaction, chaque connexion pouvant moduler de manière excitatrice ou inhibitrice, les neurones eux-mêmes ou leurs prolongements, et ainsi agir directement sur la connectique. Dans de tels réseaux récurrents, le temps ne peut plus être considéré comme discret. Ils sont marqués par l'activité interne, couche après couche, et l'activité est continue dans une régulation adaptative contrainte par les vitesses de synthèse des neurotransmetteurs et des moyens de leur inactivation et leur élimination. Certains réseaux sont conçus de telle manière qu'il n'y ait plus de couche et que l'organisation soit non structurée, complètement ou partiellement connectée… renvoyant au chapitre de la complexité connectique et de l'émergence (Hopfield, 1982).

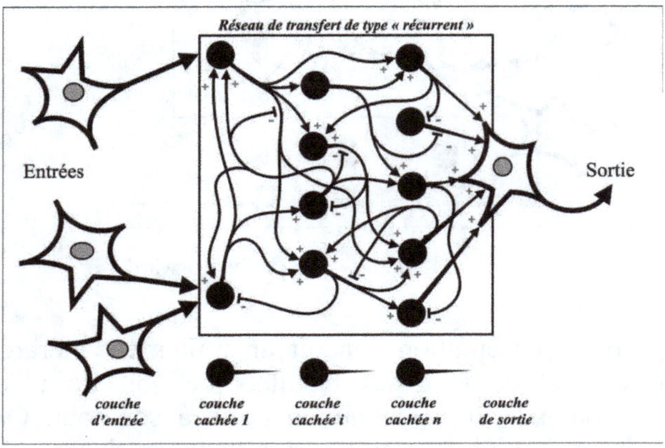

Figure 29 – Modèle de type récurent.

En fait, les organisations nerveuses sont hybrides, et les lois neurales y sont à l'œuvre. Les organisations hiérarchiques, en couches, comportent de nombreuses rétroactions, et on peut deviner sous la structure des ensembles récurrents une organisation sous-jacente, souvent hiérarchique (colonnes cérébrales organisées en couches, couches de segmentation du corps genouillé latéral thalamique, tonotopie du cortex auditif, colonne d'orientations du cortex visuel, etc.).

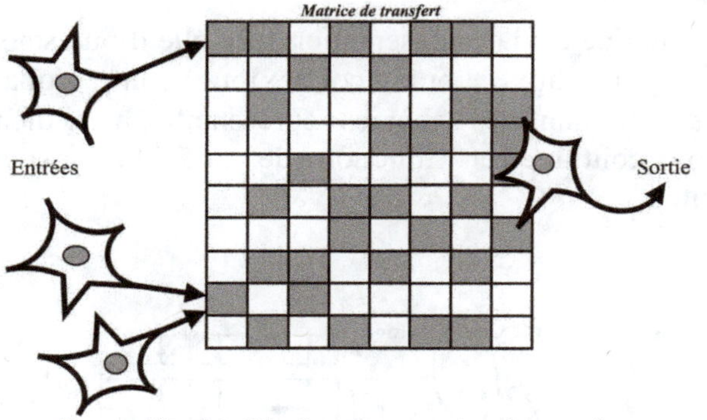

Figure 30 – Modèle de type « matrice de transfert ».

Chaque réseau peut donc être conçu comme un ensemble matriciel de traitement de l'information entrante vers un résultat de sortie. On peut formellement s'affranchir de la modélisation sous-jacente à l'ensemble et considérer le traitement comme organisé par des couches cachées dont on peut s'affranchir de la connaissance cellulaire exhaustive. En ce sens, le connexionnisme devient une démarche cybernétique classique.

L'apprentissage profond et la représentation.

Si l'on considère l'activité de traitement de l'information d'une structure ou d'un réseau spécialisé, voire de l'ensemble cérébral selon le niveau auquel on s'intéresse, comme représentée par une matrice de transfert (il ne s'agit que d'un modèle analogique), on est en droit de considérer l'apprentissage comme la stabilisation de cette matrice. La stabilité adopte deux hypothèses complémentaires : une préfiguration génétique ou acquise en fonction de l'expérience générale antérieure, une stabilisation par confrontation plus ou moins répétée à une expérience extérieure. La complémentarité et le croisement des entrées sensorielles et des expériences du sujet confronté à des expériences sensibles permettent l'organisation de matrices générales, indépendantes des modalités sensorielles, et simplement réactivées par l'une d'elles, ou la combinaison de certaines d'entre elles.

Chaque matrice est la représentation formelle d'une stabilité de réseaux neuronaux. Leurs connexions sont globalement stabilisées, formant des schèmes représentationnels, bien qu'en évolution continue en fonction de nouvelles expériences (plasticité).

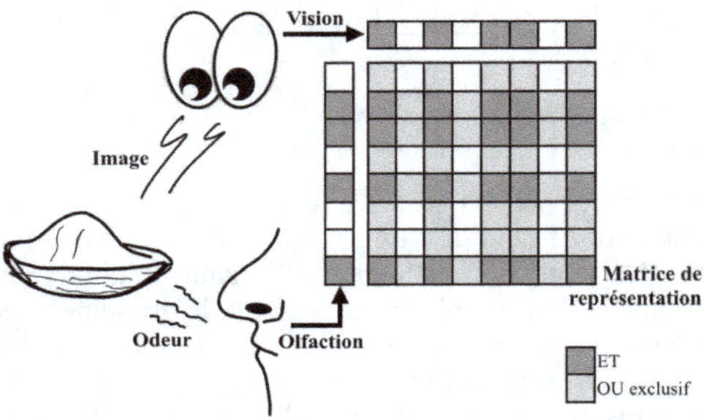

Figure 31 – Modèle de convergence multimodale à partir de l'expérience de la « Madeleine de Proust » ; ici, la vision et l'olfaction/gustation contribuent conjointement à la stabilisation d'un réseau représentationnel de l'objet extérieur. En retour, l'activation du réseau par l'un ou l'autre mode évoque la réalité sensible, même en l'absence de sensation objective.

L'ensemble de ces matrices constitue la bibliothèque des représentations de la mémoire à long terme. Dans cette conception, la mémoire n'est plus un stock codé en un hypothétique langage de la pensée, mais un ensemble de réseaux, sorte de réseaux « miroirs » des réalités sensibles.

L'expression sémantique.

L'apprentissage stabilise les réseaux de traitement de l'information. Le paradigme connexionniste postule que c'est dans la combinaison des connexions que résident la plasticité et l'évolution cognitive des individus, à partir d'une mémoire représentationnelle en évolution continue. La mémoire n'est rien d'autre que l'état de connexion de réseaux de multiples correspondances entre connexions et réalité extérieure.

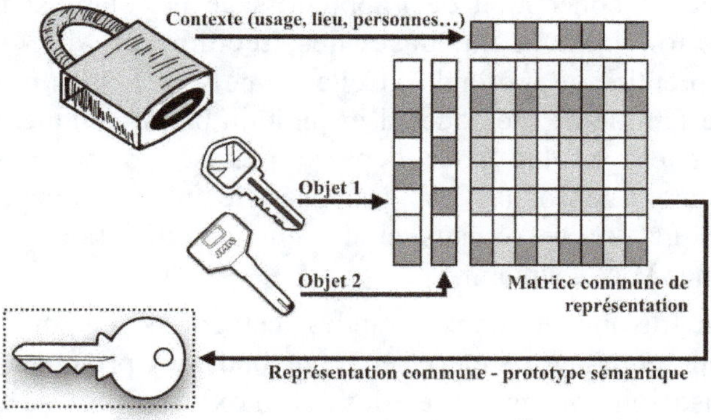

Figure 32 – Convergence des représentations sur un réseau associant les parties communes et les données environnementales, notamment d'usage, pour construire une représentation prototypique, et assurer une catégorisation sémantique.

On peut alors formuler l'hypothèse de réseaux représentationnels communs à plusieurs réseaux miroirs de réalités similaires, permettant à la fois l'expression de traits communs de contexte alises et l'association avec des contextes typiques, contribuant à la fois à la stabilisation de la représentation et à une proximité de nature sémantique. La création de prototypes conceptuels en est un exemple. Ce serait dans l'activation d'une forme commune de la configuration mentale que résideraient la catégorisation et l'émergence du sens.

Le connexionnisme aujourd'hui.

Le connexionnisme occupe aujourd'hui une place particulière en sciences cognitives. Autant il est marginalisé, souvent refusé par une grande majorité de psychologues, notamment dans sa dimension matérialiste d'explication par le neuronal, autant il revêt un intérêt chez les spécialistes de l'intelligence artificielle qui trouvent, dans ce courant conceptuel, la possibilité d'expérimenter et développer de nouvelles pistes et méthodes d'apprentissage, de classification et de décision.

Ce type de conception de l'apprentissage par stabilisation de connexions est à la base des techniques d'IA dites d'« apprentissage profond ». Celles-là ne sont ni plus ni moins qu'une famille de méthodes d'inspiration biomimétique, même si elles ont évolué pour dépasser les seules propriétés et contraintes neuronales et proposer le plus souvent, une mimétique de ces réseaux et de leurs modifications sur des machines Von Neumann.

Il faut distinguer deux grandes catégories de méthodes. L'« apprentissage supervisé » répond au principe d'une stabilisation progressive des connexions par sélection « supervisée » des configurations les plus efficaces pour l'obtention d'un résultat attendu, connu à l'avance, un résultat souhaité. L'apprentissage s'effectue alors par essais/erreurs en valorisant les configurations qui permettent d'approcher la cible fixée. C'est la comparaison continue entre le résultat obtenu pour une entrée et le résultat attendu qui permet d'ajuster les poids synaptiques. L'« apprentissage non supervisé » opère sans aucun contrôle. Ce sont les seules règles neurobiologiques qui font évoluer les poids synaptiques au cours de différents essais.

Au-delà des analogies sur ordinateur, certains constructeurs développent des analogues neuronaux, automates réduits embarquant des propriétés simples des neurones naturels, pour réaliser des imitations électroniques de tels réseaux. Les puces « neuromorphiques » réelles imitent les neurones et les synapses et peuvent, à l'instar du fond neural rétinien, extraire des contrastes, formes et mouvements à partir de capteurs de vision artificielle ou, plus profondément, reconnaître des objets spécifiques sur des images bruitées ou des visages selon plusieurs modes de présentation, et extraire des voix signifiantes d'un bruit environnemental de type « cocktail party ». De telles architectures très distribuées sont efficaces pour traiter en parallèle de très nombreuses opérations simples que nécessitent la reconnaissance d'images ou celle des sons, et en constituer des objets d'apprentissage pour de meilleures performances de détection, d'extraction, d'attention et de reconnaissance. On les utilise dans des calculs et des tâches complexes qui échappent à des temps de calcul ou des coûts énergétiques raisonnables, montrant des performances intéressantes, notamment pour la prise de décision et la classification, ou pour des fonctions contraintes par des données évolutives.

Plusieurs problèmes sont rencontrés par cette filière d'approche matérielle. Une première difficulté réside dans l'immaturité technologique des filières autres que celles utilisant les semi-conducteurs standards qui ne sont pas adaptés à cette imitation et sont de trop grande taille. Des filières nouvelles, celles des memristors, sortes de synapses électroniques, de l'optique ou de la spintronique, sont en train de voir le jour en rapprochant les composants de l'échelle nanométrique. Elles restent cependant limitées au domaine de la recherche et butent pour l'instant sur un obstacle redoutable. Un composant seul peut fournir une réponse physique attendue, mais cette propriété peut disparaître ou être modifiée lorsqu'on intègre en nombre ces composants. La réponse de l'ensemble n'est pas la simple somme des réponses élémentaires.

Une seconde difficulté est celle de l'obligation matérielle de recourir à une partie nécessairement numérique, notamment pour ce qui est des interfaces d'entrées-sorties (codage communicationnel avec l'environnement, capteurs et actionneurs) et pour l'optimisation des poids synaptiques dans le cadre supervisé. Les composants neuromorphiques sont alors à concevoir comme des entités complémentaires à un ordinateur classique auxquelles celui-ci adresserait des parties de calculs pour optimiser son propre traitement global de l'information. Il s'agit alors, de fait, d'une approche hybride qui reprogramme en continu le support neuromimétique en fonction de choix de calcul et de caractéristiques d'informations décidées de manière algorithmique traditionnelle.

Une troisième difficulté, difficile à dépasser à court terme, est celle du passage à l'échelle. Un réseau de neurones digne de ce nom nécessite plusieurs milliards de neurones disposant chacun de milliers de synapses et de leurs interconnexions. Pour l'heure, la fabrication de tels ensembles n'est pas en vue. On ignore tout de la conception de tels ensembles neuronaux, dont les unités diffèrent dans une grande variété neurofonctionnelle et sont organisées en familles et en structures interconnectées qui se superviseraient les unes les autres. On n'a en effet encore aucune connaissance précise des logiques neurochimiques ou structurales des prolongements et des synapses, qui sont à l'œuvre dans un cerveau façonné par des millénaires dévolution qui est lui-même sujet comme objet de sa propre observation. On ne peut donc imaginer imiter l'inconnu et la conception est de fait réduite à une réduction radicale des propriétés naturelles.

Enfin, la principale difficulté réside dans le problème de la confiance et de l'expertise a priori des résultats et des traitements de l'information qui y amènent. Une fois entraînés, les dispositifs fonctionnent en « boîte noire », renvoyant de fait le dispositif d'IA à une machine béhavioriste. La description du résultat est limitée à la description statistique et à l'expertise a posteriori. Cette contrainte écarte donc réglementairement, pour l'heure, l'utilisation de tels dispositifs de toute activité décisionnelle industrielle, de conduite autonome ou de pilotage automatique, de supervision des grands systèmes à risques complexes, ou de toutes autres activités pour lesquelles la responsabilité humaine doit être légalement engagée : robot d'intervention, système d'armes autonomes, dispositif programmé d'évitement en conduite ou pilotage, engagement financier et risque bancaire, assurance, décision médicale ou d'urgence chirurgicale, etc.

L'auto-organisation et la complexité.

La deuxième cybernétique, dans les années 1960 et notamment avec Heinz Von Foerster, a donné naissance au « mouvement constructiviste » (Von Foerster, 1996). Ce courant est fondamental, et il a inspiré un bouillonnement épistémologique. La biologie des comportements, avec l'éthologie humaine, un nouvel essor de la physique, à l'inspiration de la mécanique quantique et de la relativité dans des tentatives d'unification, mais également une psychologie incluant les dimensions d'échange interindividuel, etc., en sont des exemples. Un principe commun est alors celui de l'impossible neutralité de l'observateur ; on considère que celui qui observe un phénomène fait lui-même partie du phénomène.

Les sciences de l'esprit n'échappent pas au mouvement, et il convient donc de s'intéresser à l'ensemble observateur/ observable. C'est une position non réductionniste faisant intervenir la conscience de l'observateur, qui contribue elle-même à l'expression du phénomène étudié. On admet alors un ensemble d'interrelations construisant la réalité. Ce « constructivisme » va amener, dans les années 1970, aux théories de l'« auto-organisation ».

Autopoïèse et émergence.

Cette pensée s'inscrit dans le prolongement de la première cybernétique en dépassant la définition mathématique ou statistique de la complexité.

Un système complexe est un système dont les propriétés ne peuvent se réduire à l'ensemble des propriétés des parties. La combinaison de plusieurs éléments permet l'émergence de propriétés nouvelles du système, pourtant irréductibles aux seules propriétés ou qualités des éléments de base. Ainsi est tracée une frontière épistémologique entre le compliqué, décomposable et réductible, et le complexe, irréductible aux seuls éléments (Sallaberry, 2021).

L'auto-organisation et les propriétés émergentes.

L'autonomie, telle que la conçoivent Atlan (1992), Maturana (1987), Varela (1979) ou Minsky (1986), correspond, pour un système donné, à sa possibilité d'assurer le maintien de son identité et de son équilibre vis-à-vis des conditions et des contraintes de l'environnement.

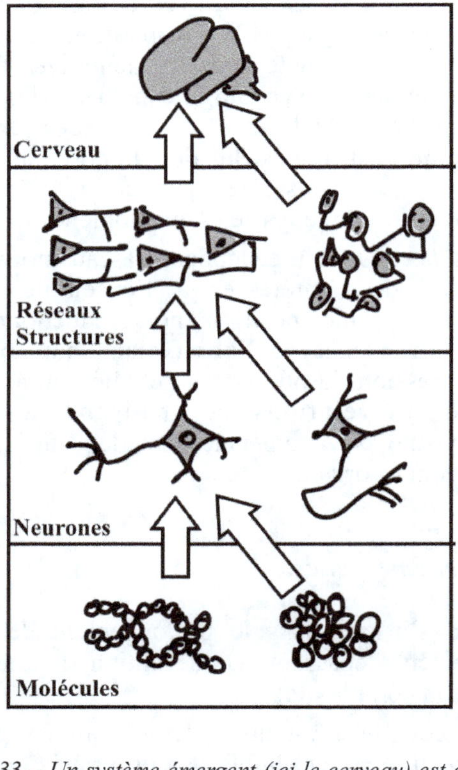

Figure 33 – Un système émergent (ici le cerveau) est caractérisé par un phénomène d'union de plusieurs éléments, sans que la somme des propriétés des éléments constitutifs soit égale à l'ensemble des propriétés de l'élément constitué. Les propriétés des neurones sont supérieurs à celles des molécules qui les constituent. Idem pour les réseaux de neurones et les neurones. Idem pour le cerveau dans son ensemble.

Cette notion engendre celle d'autonomie des éléments qui, associés, font émerger une nouvelle couche d'autonomie du ou des ensembles. Une telle autonomie est contingente de l'aptitude à combattre toute atteinte due à l'environnement ou l'usure même des éléments et des ensembles.

L'aptitude des systèmes autonomes complexes à renouveler leurs propres constituants est appelée autopoïèse (du grec *auto* et *poiêsis* : action de « se faire soi-même »).

Un système autopoïétique est un ensemble d'entités qui se régénèrent, entretiennent et font évoluer, par leurs interactions et leurs transformations, le système initial qui les produit ou les supporte. Tel est le cas des fonctions et structures du cerveau, en référence aux différents niveaux d'organisation, de la molécule à l'organe entier, en passant par les neurones et autres cellules d'appui (notamment la névroglie), réseaux de neurones et structures cérébrales. Selon ces définitions, le cerveau est un système autopoïétique, complexe, lieu d'émergence dont la cognition est un exemple.

L'autopoïèse est une auto-organisation continue, au sein de chaque niveau d'organisation en entre les différents niveaux. Cet ensemble de caractéristiques et processus est contingent de la vie en même temps qu'il peut la définir. La vie permet alors, selon cette définition, le maintien des équilibres des systèmes dans leurs milieux, en en permettant l'adaptation et le renouvellement permanents.

Auto-organisation et automates.

Les artefacts logiques, notamment ceux de type Von Neumann, sont construits selon un projet précis. Conçus à des fins explicites précises et limitées, ils suivent des plans définis pour un projet opérationnel donné, selon des a priori de conception. Le plus souvent, les structures et les fonctions sont séparées par leurs statuts, matériel et immatériel. Elles sont définies par rapport à des objectifs extérieurs, selon des spécifications décidées par des concepteurs (structures) et des programmeurs (fonctions).

De tels artefacts ne sont que des systèmes de traitement de l'information, et à l'instar du postulat connexionniste, seul le cerveau de l'utilisateur dispose d'une « connaissance » qu'il produit à partir de cette information. La différence entre artefact et naturel est donc ici tranchée par le problème de la signification. Le sens est du côté psychologique du concepteur, du programmeur ou de l'utilisateur, pas dans le système.

Le projet de l'auto-organisation est celui d'un dépassement des courants précédents. Dans les années 1980, l'économiste Herbert Simon, pionnier de l'intelligence artificielle, et l'ingénieur Jean-Louis Le Moigne ont promu la théorie des systèmes dans les sciences de l'artificiel et en ingénierie. Le projet n'est plus de découvrir les mécanismes et le fonctionnement du monde biologique pour le copier, mais d'inventer un autre monde au sein duquel les artefacts ont un statut de réalité au même titre que le minéral ou le biologique. L'extension de la notion de réalité permet de considérer les systèmes artificiels comme « vivants ».

Cette position est adoptée par les spécialistes de la « vie artificielle ». Il s'agit littéralement d'une vie fabriquée. Les « êtres » y correspondent à des ensembles d'éléments artificiels simples en interaction, dont émergent des comportements adaptés ou susceptibles d'être soumis à des contraintes de l'évolution darwinienne, et donc sélectionnés en fonction de leur performance ou de leur intérêt adaptatif.

Il faut noter qu'une telle définition émergentielle de la vie a une portée générale ; elle s'applique aux êtres artificiels comme aux êtres naturels, sans distinction. Elle est en effet conçue comme processus émergent de l'organisation des interactions d'un grand nombre d'éléments non vivants : atomes, molécules, éléments neuronaux formels, etc. C'est donc une propriété de l'organisation de la matière plus que de la matière elle-même, et sa nature est relative à cette organisation dynamique.

Dès lors, il est possible d'envisager de dépasser les frontières et de concevoir un futur pour des êtres hybrides, à la fois naturels et artificiels, dont le critère principal de fonctionnement est l'auto-organisation de la complexité des comportements. Une telle perspective se retrouve dans les courants transhumanistes, voire posthumanistes, de l'« homme augmenté » (Claverie, 2010).

Auto-organisation faible et forte des réseaux.

Les machines connexionnistes, qu'elles soient structurées en couches, de type *feedforward*, ou largement interconnectées, de type récurent, permettent à des réseaux d'exprimer des propriétés de reconnaissance, d'attention et de mémoire non programmées. Il en est ainsi d'aptitude de perception et de complément de forme, de correction d'erreurs sensorielles ou d'images dégradées, de classement et de généralisation sémantique, mais également d'acquisition, d'ajustement et de perfection des performances motrices en fonction de l'apprentissage et du contrôle. Ces fonctions correspondent, pour ces automates, à des propriétés émergentes que l'on retrouve dans le cerveau humain. De là, elles prennent une dimension explicative du fonctionnement cérébral dans la mise en œuvre de la cognition et la conduite des comportements.

De telles architectures sont donc capables d'auto-organisation et d'émergence. Leurs performances sont seulement relatives aux modifications de connexions dues au bouclage avec l'environnement. Donc, des réseaux parfaitement similaires, mais qui n'auraient pas la même expérience d'apprentissage, par modification sensible du milieu, ont des performances globalement comparables d'ajustement alors que la configuration interne de chacun lui est propre. Même si les schémas de connexion neuronale sont proches l'un de l'autre, ils restent significativement différents, donnant une tonalité différente à chaque traitement, constituant alors une forme de « personnalité cognitive » propre à chaque réseau.

On retrouve là des caractéristiques que l'on observe dans la cognition naturelle. C'est notamment le cas pour ce qui est des réseaux fortement préprogrammés tels que ceux de la vision. Au-delà des différences génétiques, ils peuvent exprimer des performances différentes en fonction de l'expérience de maturation des individus ; la sensibilité aux couleurs et la performance de ségrégation des teintes en sont des exemples. Les réseaux fortement programmés utilisent peu de connexions synaptiques, tels que les arcs réflexes ; ils sont peu plastiques. La plasticité est contingente du nombre de synapses d'un réseau. Les systèmes de haut niveau (mémoire, perception, décision, etc.) mobilisent de très vastes volumes synaptiques auto-organisés et sont donc des systèmes plastiques. La neuropsychologie admet que plus un système est plastique, plus il est résilient et accessible à la rééducation.

Même si le réseau s'auto-organise de cette manière, dans la confrontation au milieu, l'automate conçu selon un plan exprime un comportement explicitement attendu. On parle alors d'« auto-organisation faible ». C'est le cas des machines connexionnistes simulées sur des architectures numériques. L'« auto-organisation forte » implique, quant à elle, une constitution de l'artefact non explicite. C'est alors simplement l'objectif global qui donne sa signification au système et à ses fonctionnalités. On rencontre, bien entendu, de tels phénomènes dans les réseaux neuronaux naturels non strictement préprogrammés.

L'auto-organisation aujourd'hui.

La quasi-totalité des processus d'auto-organisation est aujourd'hui du registre de l'IA faible. Ils sont simulés par des logiciels symbolistes, programmés explicitement pour faire évoluer l'information en mémoire selon l'expérience de confrontation à l'environnement ; cette mémoire intervient comme variable majeure du traitement. Certains réseaux de classification, qui présentent des propriétés non programmées, font également l'objet d'attention en recherche psychologique, pour la simulation de catégorisation sémantique. Une telle conception émergentielle est particulièrement puissante dans l'explication des processus de connaissance. Cette dernière est alors à considérer comme dépendante des réseaux évolutifs, engendrée par leur activité en incluant à la fois l'artefact et le naturel.

Un renouveau de la recherche sur l'auto-organisation est né avec les recherches de l'aérospatiale américaine pour la conception des ensembles anthropotechniques. Tel est le cas du concept HAT (pour *Human-Autonomy Teaming*) qui ne conçoit plus la problématique du cockpit comme relative à l'interface, mais à l'entité homme-robot, avec les problématiques d'intelligence augmentée, censée supplanter celle d'intelligence artificielle substitutive.

La cognition conditionnelle.

L'organisation du cerveau et celle de la pensée résultent de millénaires d'évolution dont les étapes se sont accumulées sans ordre et sans projet, selon des contingences changeantes d'optimisation adaptative. Une telle conception darwinienne est dénoncée par les religieux et autres adeptes d'une « planification intelligente ». *Cet « intelligent design* » postule en effet l'existence d'une organisation dirigée, plus ou moins contrainte autour d'un projet architectural surnaturel. Il rejoint d'ailleurs des positions de certains mathématiciens qui la jugent incompatible avec une modélisation mathématique unique, universelle. Pourtant, des grands paliers d'évolution semblent avoir accumulé des structures organisées selon des logiques différentes, pénétrées de réseaux spécifiques dont la pertinence fonctionnelle est plus en rapport avec le hasard qu'avec la logique. Pour le biologiste, il n'y a ni plan déïque, ni logique surnaturelle, et les mathématiques ne sont que des productions de l'appareil cognitif humain, sans aucune téléologie ou idée d'organisation sous-jacente.

Dans le cadre de ce débat, certains chercheurs ont développé dans les années 1970 une réflexion sur la logique floue, permettant ainsi d'enrichir les paradigmes cognitiviste et connexionniste numériques, et certains autres, principalement depuis les années 2000, sur l'inférence bayésienne, rendant aux mathématiques leur statut d'outil conceptuel et non de fondement du réel.

La logique floue.

Le raisonnement humain repose sur des notions linguistiques plus que sur des concepts. Si les concepts présentent quelques rigueurs de définition, les notions sont, par essence, imprécises, approximatives, floues... Par ailleurs, les concepts sont eux-mêmes objets d'interprétation et de référencement culturel comme expérientiel, rendant l'unicité d'accord difficile quant à leur représentation. Les réalités exprimées le sont dans des assertions telles qu'« au-delà » ou « en deçà », « de plus en plus », ou « de moins en moins » qui ne correspond d'ailleurs pas à l'inverse du précédent, etc. Elles sont pourtant continuellement utilisées dans des prises de décision et contribuent à l'élaboration d'un registre mnémonique de référence pour des actions ultérieures. Par exemple, l'assertion « au-delà d'un certain état, cela devient de plus en plus difficile à supporter » peut se référer à l'expérience d'ambiance, à la fatigue ou à l'appréciation de correction du comportement d'autrui, avec des dimensions de vérité différentes dans ces trois exemples de registres.

Chaque variable est exprimée selon une fonction d'appartenance qui donne une « valeur de vérité » du paramètre étudié. Pour chaque registre, ces valeurs de vérité des variables varient de manière continue de la valeur « faux » (0) à « vrai » (1). Des valeurs partielles sont ainsi possibles, voire probables, et se substituent aux classiques états binaires de la logique booléenne.

Les fonctions peuvent revêtir plusieurs formes, mais sont définies par des segments de droites interrompues par des espaces de variation. Elles sont dites « linéaires par morceaux ». De manière générale, elles sont caractérisées par une valeur initiale et par des espaces de variation, dits « support » de la fonction, par un « noyau » de stabilité et par des « frontières » relatives au passage de l'état de base à l'état du noyau. Celui-là peut être un nouvel état de stabilité, nouvel état de base pour une nouvelle fonction. On parle parfois de « logiques naturelles », en perspective de la logique classique conçue alors comme une simple artificialité du réel.

Un exemple peut être donné par les performances scolaires d'un individu. Il peut être caractérisé par son état de « normalité » en étant plus ou moins « normal », et donc selon une position particulière sur la courbe. Un passage à un nouvel état de performance peut lui faire changer de classe, et le niveau en question prend une autre valeur de discrimination par rapport aux autres membres de la nouvelle classe.

En prenant l'exemple des bases comportementales de réaction à l'agression décrite par Pierre Karli (1982), variant de la fuite à la soumission en passant par l'agression, on peut définir une motivation comme un pourcentage dans les trois dimensions, qui s'exprimera en fonction de contraintes d'environnement. Cela donne, en sortie, la description d'un comportement plus ou moins adapté. On voit qu'on obtient ainsi une finesse de la définition d'un état global, qui ne se réduit pas à la simple codification binaire.

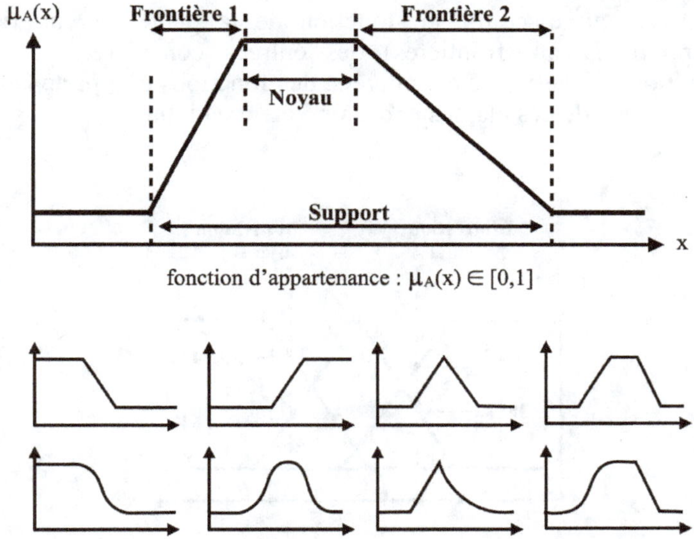

Figure 34 – Principe des ensembles flous : une caractéristique (par exemple comportementale) est exprimée de manière différente en fonction d'une variable déterminée., selon une fonction d'appartenance exprimant une « valeur de vérité ». On peut rencontrer de nombreuses formes de fonction « floue » (quelques exemples en bas du schéma).

On détermine un ensemble d'opérations ensemblistes sur les ensembles flous, et on définit des « équivalents » des opérateurs logiques classiques qui peuvent se combiner entre eux. Les principes de tiers exclus et de non-confusion par différenciation ne sont alors plus valides ; un élément peut être quelque chose ou son contraire, ou autre chose.

À partir de ces bases, on peut donc définir une « inférence floue » reposant sur des « variables floues », variables linguistiques, qui ont une valeur dans un univers de discours particulier et peuvent changer de signification soit en changeant d'univers, soit en fonction de l'évolution spatiale et temporelle de cet univers. Chaque valeur linguistique constitue un ensemble flou de l'univers des univers du discours. Le principe repose alors sur deux opérations, dites de « fuzzification » en entrée et de « défuzzification » en sortie, pour obtenir des valeurs précises. L'interface de « fuzzification » est relative à l'univers du discours, en fonction de la plage de variation (support, noyau, frontières) des entrées considérées, de la partition en classes de cet univers, des fonctions d'appartenance de chacune de ces classes et des opérateurs adoptés.

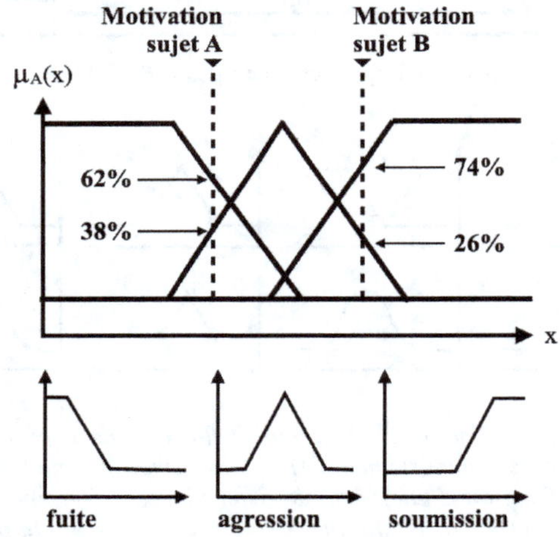

Figure 35 – Exemple de la motivation au comportement d'adaptation selon une des trois bases de Karli : fuite, agression, soumission.

Une caractéristique des ensembles flous est l'inexistence de processus de généralisation unique, conduisant à la minimisation de l'opération de déduction et privilégiant les deux formes de l'induction et de l'abduction selon des probabilités conditionnelles, selon des combinaisons de règles appliquées en fonction de choix particuliers de méthodes de défuzzification (plusieurs méthodes disponibles selon le type de problèmes traités, la méthode la plus utilisée reste cependant celle de la détermination du centre de gravité).

La théorie des ensembles flous est particulièrement utile dans l'étude de la prise de décision, et permet de s'approcher de logiques « naturelles », voire d'une « attitude clinique », qui ne sont ni l'une ni l'autre réductibles à des processus de logique binaire, rendant alors caduc le principe d'une cognition artificielle imitative, ou substitutive, purement symboliste au sens du cognitivisme.

L'inférence bayésienne.

Le théorème de Bayes est une théorisation de prise en compte de l'accumulation continue de l'information afin de corriger, par itérations, des estimations de probabilités. L'accumulation de l'information correspond à un processus par lequel un sujet ou un automate corrige continuellement une estimation de probabilité qu'un événement se soit produit, à mesure que cette information lui est rendue partiellement disponible (Robert, 2001). On est typiquement dans une culture cybernétique de la réévaluation continue de l'information et de ses valeurs de vérité par feedback et réexamen de l'environnement des données.

Dans le cas considéré, les probabilités présentent une valeur subjective puisqu'elles correspondent au fondement d'une croyance exprimée par le sujet. On n'est donc pas dans une démarche analytique ou fréquentialiste, mais dans l'envahissement continu des données et des croyances du sujet dans sa conception explicative de la réalité. Celle-là peut correspondre à une explication *ex post facto* ou *a priori*. Dans le premier cas, il s'agit d'une forme de feedback continu et dans l'autre à une prévision qui se réajuste en fonction de nouvelles informations disponibles (expliquer les causes d'un événement en fonction de l'accès à des expertises, prévoir les risques d'accident en fonction du déroulement d'une stratégie, etc.) ou de leur prise de conscience.

Cette théorie entretient des cousinages de principes avec la logique floue, car basée sur des probabilités conditionnelles, qui convoquent à la fois des distributions personnelles aux sujets, leurs croyances, et des formes de réponses qui leur sont propres : leurs contraintes cognitives. Nombre de travaux du domaine de la prise de décision sont des applications du théorème de Bayes. Il s'agit alors souvent de comparer les résultats théoriques d'une décision guidée rationnellement, par optimisation itérée (optimisation par itérations successives), à ceux que produisent les décisions réellement prises.

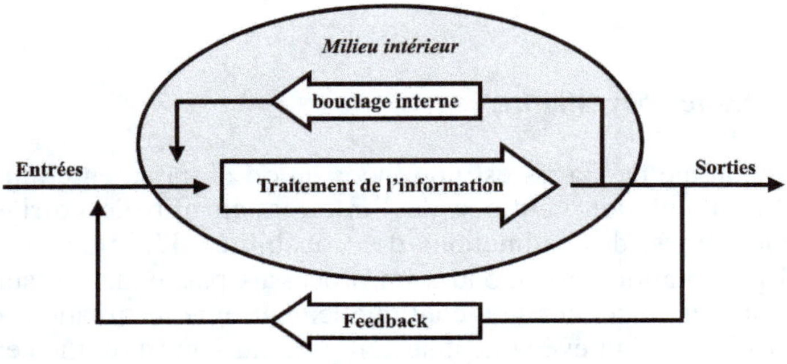

Figure 36 – Modèle d'optimisation par itérations successives du traitement de l'information dans le cadre d'un modèle cybernétique (matrice de transfert) réajusté en permanence par feedback *et selon une logique naturelle par bouclage interne et réévaluation des croyances ou des valeurs*

L'inférence bayésienne est utilisée dans une première intention pour l'étude des comportements, et a contribué au développement de la psychologie des biais cognitif (Howell, 2006). Cette approche « subjectiviste des probabilités » permet de modéliser des raisonnements et décisions sous incertitudes variables. Une expérience célèbre de Tversky et Kahneman (1973, 1974) consistait à connaître l'avis de personnes dans une problématique de recherche de responsabilité dans un accident en condition difficile. Les informations sont données au fur et à mesure du raisonnement (en l'occurrence, pour la recherche d'un taxi responsable de l'accident : nombre de compagnies avec taxis colorés spécifiques à chacune, effectifs des taxis dans chacune, témoignage visuel avec incertitude due à l'obscurité, etc.). Les auteurs montrent que bien que les informations extérieures permettent de calculer la probabilité *a posteriori* (ici de l'implication d'un taxi d'une certaine couleur), la plupart des sujets développent des biais en accordant trop de poids à telle ou telle information en fonction de son occurrence ou de sa cohérence avec des valeurs *a priori*.

Le problème soulevé est celui de la méconnaissance des probabilités concernées et des biais d'estimation de l'exactitude d'une hypothèse dont la connaissance est utile à une décision, et l'existence d'hypothèses alternatives qui ont également des valeurs de vérité. Les auteurs montrent la différence des performances en fonction des contraintes cognitives, ici dans des cas d'estimation de temps restant pour réaliser une tâche, et en fonction de la complexité de la tâche, en fonction de la promptitude ou de la lenteur du comportement d'autres personnes…

Le fait que ces probabilités « bayésiennes » soient difficiles, voire impossibles à déterminer sans recours à des argumentations basées elles-mêmes sur des croyances estimées comme « raisonnables », a amené des psychologues-statisticiens comme David Howell (2006) à mettre en garde contre les modèles bayésiens. Pour eux, l'application du théorème de Bayes à l'étude du comportement n'est pas réellement « sans espoir », mais ne permet pas de formuler *a priori* des hypothèses alternatives clairement spécifiées. L'utilisation de ces modèles reste très discutée pour les sciences comportementales.

Une seconde intention de l'utilisation des statistiques bayésiennes concerne la microstructure de la cognition. Leur utilisation semble adaptée pour modéliser le comportement cellulaire d'assemblées cérébrales. Certains neurobiologistes, à la suite de Karl Friston (2003, 2012), considèrent aujourd'hui le cerveau plus comme un organe prédictif que comme un automate déductif de codage et de restitution du monde. Pour eux, l'organe cérébral a évolué afin de produire des actions les plus appropriées à des circonstances probables dont les causes sont implicitement évaluées. Deux contraintes semblent à l'œuvre dans cette aptitude prédictive : l'ambiguïté des causes et le bruit propre au fonctionnement des réseaux neuronaux. La recherche des causes et des solutions adaptatives ou décisionnelles est donc globalement probabiliste et l'organe cérébral est alors conçu par ces auteurs comme un « cerveau bayésien ». Ses prédispositions seraient codées en fonction de fréquences d'occurrence des caractéristiques de l'environnement ; par exemple, la majorité des colonnes d'orientation du cortex visuel primaire est accordée sur l'horizontale et la verticale, qui sont plus fréquentes dans l'environnement que les obliques, avec une valeur adaptative plus importante. Il ne s'agit plus, comme dans le premier cas, d'une application du théorème de Bayes à la décision et l'expression du comportement, mais aux contraintes qu'impose le cerveau à ces processus.

Dans une telle perspective, le cerveau peut être réduit à un automate cybernétique en interaction avec l'environnement, soumis à une boucle itérative par laquelle les *inputs* sont traités par les configurations préférentielles, génétiques ou expérientielles, comparées aux connaissances pour sélectionner l'ensemble des causes expliquant le mieux les perceptions à un moment donné. Le « percept » sélectionné *a posteriori* est alors transmis aux aires de programmation de l'action pour la décision (on notera un rapport qui s'ignore avec la Gestalt). Ici encore, une comparaison probabiliste avec une « fonction de gain » reposant sur des représentations *a priori* permet de nouvelles inférences. Ce mécanisme serait à la base des intentions d'action, largement dépendant des nombreuses architectures de connexion interne de réafférentation (feedback). Dans une telle conception, les données sont traitées par des assemblées de neurones spécialisées, non plus dans le traitement d'une simple grandeur physique (l'orientation, la grandeur, la hauteur tonale, etc.), mais dans le codage des distributions de probabilités des causes des sensations considérées. Les étapes du traitement rencontreraient, dans le croisement des phénomènes ascendants représentant l'information afférente et des phénomènes descendants supportant les représentations incarnées, des inputs latéraux relatifs aux prédictions de certaines zones du cerveau concernant les données sensorielles potentielles, attendues, ou même espérées en fonction de formes de connaissances stabilisées.

La cognition conditionnelle aujourd'hui.

Quoi qu'il en soit, et au-delà des modèles de logique floue et de l'inférence bayésienne, les cogniticiens sont de plus en plus nombreux à être convaincus que la pensée n'est pas un simple processus de restitution de la réalité du monde, en fonction de paramètres et de contraintes biologiques ou d'explication dans et par un langage naturel qu'exprimerait le support neural. Pour eux, la cognition ne peut s'exprimer sous la forme de seules règles logiques à la base de la connaissance du monde et de l'adaptation décisionnelle qui en est faite. La logique ordinaire n'est pas suffisante, pas la seule à l'œuvre dans la cognition ; elle doit plus être conçue comme le résultat d'un dispositif naturel inductif, cherchant à associer les changements du monde et les éléments de ce changement à une causalité supposée.

La logique floue est particulièrement appliquée dans les processus d'aide à la décision ou de diagnostic dans le domaine médical ou en situation professionnelle, notamment dans la gestion de prise de risque. D'autres applications, moins spectaculaires, sont développées dans la reconnaissance de forme ou la classification d'objets complexes et mal définis, dans des tâches d'agrégation multicritères et d'optimisation des comportements en fonction de commandes floues de systèmes de contrôle ou de supervision. On voit apparaître des « contrôleurs flous » dans des processus industriels et des « segmenteurs embarqués » dans des appareils photo, notamment pour la stabilisation d'image ou l'autofocus.

De manière générale, les systèmes informatiques développés le sont pour dépasser en rapidité et en quantité de calcul ou dépense énergétique des processus de calcul basés sur la logique binaire, en donnant un résultat dont la performance n'est pas forcément exacte, mais reste la plus raisonnablement meilleure dans des contraintes fixées.

En matière de recherche, la cognition bayésienne sert de nouvelle conceptualisation pour le microfonctionnement cérébral dont on essaye d'expliquer la cohérence avec son architecture. Celle-là, approchée au niveau cellulaire ou intercellulaire, aussi bien qu'en couches corticales ou en structures neurales spécifiques, est interprétée comme outil, moyen, peut-être automate, de construction d'une distribution de probabilité des causes des entrées (inputs), que le système précise tout au long des étages du traitement de l'information. Ainsi, la représentation s'affinant par itérations continues devient de plus en plus proche (cohérente avec) des réalités perçues. Le processus correspondrait à une maximisation progressive de la densité de probabilité des causes, selon un modèle à déterminer.

C'est le rôle des processus descendants de conditionner l'ajustement le plus performant possible des poids synaptiques des réseaux impliqués selon deux principes convergents : la cohérence comportementale et la minimisation du coût énergétique du système. Autrement dit, on peut formuler cela par la convergence d'une logique psychologique et d'une logique physiologique, redonnant à la question des paradigmes une perspective d'unification discutée au début de cet ouvrage.

La cognition quantique.

Il est difficile, voire réputé impossible, de comprendre les phénomènes qui règlent le comportement des constituants de la matière à une échelle subatomique et les relations qu'ils entretiennent entre eux. Les minuscules éléments qui la composent manifestent des états fugaces et sont caractérisés par des propriétés contre-intuitives. Il est même vain de vouloir conceptualiser le monde quantique en référence au concret d'une échelle tangible, à des observables ou en utilisant les représentations spontanées auxquelles nous cantonne notre appareil cognitif. La mécanique quantique est une théorie d'abord difficile ; elle reste néanmoins, paraît-il, très efficace pour connaître le monde physique. Des hypothèses inspirées de cette modélisation suggèrent, pour certains auteurs, qu'un phénomène quantique inhabituel pourrait également avoir lieu dans des conditions de fonctionnement du cerveau en ayant un impact remarquable sur la dynamique des structures biologiques intraneuroniques et, peut-être, sur la pensée. C'est-à-dire qu'ils pourraient être examinés au niveau fonctionnel des étages de la microcognition comme à celui de la cognition globale.

Dans une autre perspective, le calcul quantique représente un modèle intéressant, alternatif à celui du calcul basé sur la logique booléenne, dont on voit bien qu'il est insatisfaisant à donner les pistes d'explication analogique des phénomènes mentaux. Pour certains auteurs, le type de modèles qui en sont issus permet de dépasser la simple métaphore du cerveau et de l'ordinateur Von Neumann ou de ses descendants symbolistes, fussent-ils enrichis d'éléments connexionnistes, stochastiques ou des vertus de la logique floue.

Le physicalisme quantique.

Inspiré par le paradoxe de la dualité onde-corpuscule, et dans la suite de l'argument éliminativiste d'une physique explicative en marche, Roger Penrose (1995) s'est interrogé sur le lien étrange qui semble exister entre l'esprit humain et la mécanique quantique. Certains physiciens considèrent même que la conscience pourrait avoir des caractéristiques quantiques et certains passent même le pas en s'interrogeant sur son influence potentielle sur certains phénomènes physiques à une échelle nanométrique. Pour eux, la conscience pourrait à la fois en résulter comme la réalité résulterait elle-même de celle-là. De cet argument, et même en le réfutant, des physiciens pensent que la théorie quantique est nécessaire à la compréhension du fonctionnement du cerveau et de la pensée, et les éléments de fonctionnement de l'un pourraient correspondre à une même réalité cognitive, dans une hypothèse de dualité réelle ou de simple double aspect.

Revenant à l'argument de Turing *« thinking is computing »*, selon lequel la pensée relève de la calculabilité, on sait grâce à l'incomplétude de Gödel que certains raisonnements ne sont réductibles à aucun algorithme. Une réelle algorithmique cognitive doit alors relever d'une physique qui permet l'affranchissement de cette limite, disqualifiant alors de fait le monde des ordinateurs et calculateurs conventionnels.

Si la mécanique quantique est la seule théorie que nous ayons pour décrire le monde au niveau des atomes et des particules subatomiques, si elle est maintenant beaucoup théorisée, elle n'en reste pas moins mystérieuse. Elle repose ainsi sur trois notions princeps : (i) la superposition d'états, (ii) l'intrication d'éléments semblables, (iii) la décohérence et la réduction des phénomènes quantiques à une physique tangible. Un autre inexplicable est celui selon lequel un résultat d'une même expérience au niveau quantique change selon que l'on mesure certaines propriétés des éléments concernés, et peut-être selon la conscience de celui qui s'y intéresse. Cela pose la question de la réalité même d'un extérieur objectif, indépendant de l'observateur et donc de son cerveau ou de sa pensée. Selon la théorie, la façon dont le monde se comporte dépend de la façon dont il est mesuré, ouvrant la voie d'un « matérialisme parapsychique » et de la potentielle superposition de plusieurs mondes matériels et mentaux.

À un autre plan, de manière analogique à ce que les éléments peuvent se trouver à plusieurs endroits ou se déplacer à plusieurs vitesses, dans des états dits superposés, un « cerveau quantique » pourrait être soumis à une logique incompatible avec une algorithmique classique. Une telle idée est pour l'heure le seul moyen objectif d'approcher la logique naturelle qui semble à l'œuvre dans le fonctionnement cérébral, loin, parfois très loin de la logique booléenne, et certainement au-delà de la seule logique floue.

Logique quantique.

La logique quantique est l'ensemble des raisonnements découlant de la mécanique quantique. Elle est née de la révolution apportée par la physique du tournant du XXe siècle, avec la théorie des quanta, et des opérations qu'on peut faire sur eux, ou plus exactement sur les représentations qu'on peut s'en faire.

La logique quantique s'intéresse à la formalisation du comportement des propriétés des « très petites » choses, à l'échelle « infrananométrique ». De manière générale, tout objet de cette échelle a à la fois des propriétés corpusculaires et ondulatoires, ce qui bouleverse certains dogmes de la logique booléenne, tels que le tiers exclu, la causalité simple, la réalité des paradoxes et les observables incompatibles, etc. Si la mécanique des éléments corpusculaires admet plusieurs formalismes, ils se rejoignent tous autour d'une véritable « logique quantique » qui sert de base à un « nouveau raisonnement ».

Le modèle de l'ordinateur quantique.

C'est au tournant des années 1980 que David Deutsch, pour pouvoir tester une hypothèse dite des univers multiples, nommée interprétation d'Everett (1957), suggère d'utiliser un ordinateur basé sur la mécanique quantique. Richard Feynman propose d'utiliser une telle machine pour simuler les phénomènes quantiques, ce qui dépasse les capacités de tout ordinateur classique (1982). Le projet repose sur l'utilisation du quantique pour comprendre et résoudre les problèmes posés par le quantique. Il faut attendre une dizaine d'années pour voir apparaître les premiers algorithmes utilisant des circuits théoriques de calcul grâce à des « portes quantiques ». Une « machine quantique » est alors un dispositif abstrait, à l'instar d'une machine de Turing, de mise en œuvre de la logique quantique. On peut donc l'imiter sur une machine de type Von Neumann.

Cette conception a trouvé une concrétisation, une vingtaine d'années plus tard. La société IBM a pu construire la première machine physique montrant que les principes définis peuvent être réellement implémentés, donnant naissance à un « ordinateur quantique ». Celui-là permet de réaliser des opérations sur des qubits suivant les « lois quantiques », en mettant physiquement en œuvre les calculs jusqu'ici simulés.

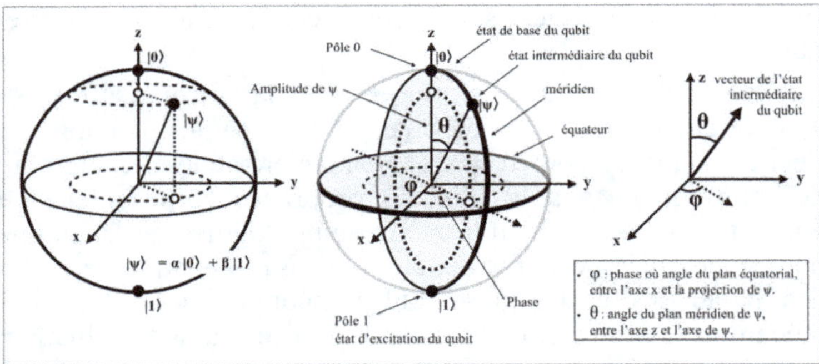

Figure 37 : Un qubit peut exprimer toutes les positions de la surface d'une sphère (sphère de Bloch), y subir des déplacements selon un calcul quantique, et exprimer une valeur 0 ou 1 lors de la mesure du résultat en fin de calcul. Les pôles décrivant respectivement l'état de base et l'état excité du qubit. (conventionnellement $|0\rangle$ et $|1\rangle$). La position $|\psi\rangle$ du qubit ψ est désignée par sa longitude (angle φ d'écart du méridien du qubit à une référence) et la latitude (angle θ du rayon de ψ à l'axe interpolaire). La valeur de $|\psi\rangle$ est alors exprimée en fonction de deux complexes, α de $|0\rangle$ et β de $|1\rangle$, relatifs à ces angles, et correspondant aux probabilités de position. Le qubit peut être vu comme une superposition de multiples états possibles entre 0 et 1, chacun de ces états étant caractérisé par les probabilités de $|0\rangle$ et de $|1\rangle$ qu'il "contient" ($|\psi\rangle=\alpha|0\rangle+\beta|1\rangle=cos(\theta/2)e^{-i\varphi/2}|0\rangle+sin(\theta/2)e^{i\varphi/2}|1\rangle$; $e^{i\varphi}=cos\ \varphi +i\ sin\ \varphi$).

La base du calcul quantique est le « qubit », ou bit quantique (aussi écrit comme Qu-Bit, qu-bit, Qbit... selon les auteurs, pour désigner un « quantum bit ». Il s'agit de l'unité d'information de base du calcul quantique. Alors que le bit informatique classique peut prendre une valeur binaire 0 ou 1, le qubit peut prendre toutes les valeurs correspondant à chacun des points de la surface d'une sphère (dite sphère de Bloch ou de Poincaré) inscrite entre ses pôles 0 et 1 (voir Prieur, 2019).

Le qubit est à considérer comme un objet particulier, ayant une expression mathématique complexe, et qui peut être « physiquement » manipulé à partir d'un état 0 de base. Il est modifié grâce à des méthodes indirectes complexes, grâce à des « portes quantiques » qui lui font prendre des valeurs représentées par les positions sur la sphère de Bloch des extrémités de vecteurs engendrés par le centre de la sphère. Il existe tout un ensemble de portes élémentaires ou combinées sur le principe de l'encapsulation, qui permettent le calcul.

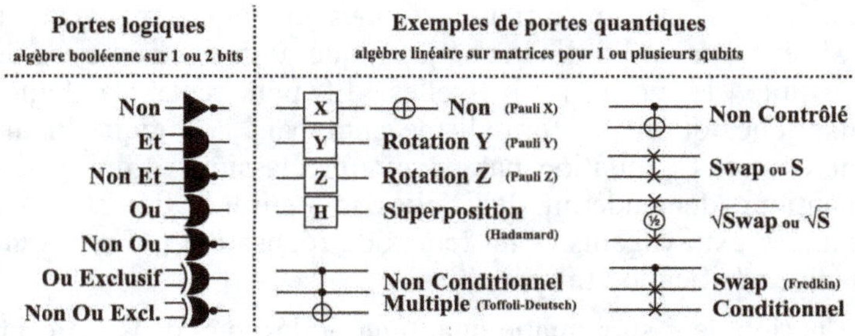

Figure 38 : Comparaison du principe des portes logiques utilisées en informatique classique (à gauche) pour la manipulation des bits, et des portes quantiques (à droite) portant sur la manipulation des qubits.

Le calcul quantique consiste à soumettre les qubits, représentés par l'extrémité de vecteurs issus du centre de la sphère de Bloch, à des portes logiques quantiques. Ces portes permettent la rotation de ces vecteurs. L'information des qubits ainsi manipulés est décrite par les angles (thêta et phi) de chacun d'eux. Pendant le calcul, un qubit peut être dans plusieurs états superposés différents (théoriquement une infinité) et son état peut être intriqué à d'autres.

Ainsi, une porte permet d'inverser le vecteur, une autre de placer un qubit simultanément dans plusieurs états, d'autres effectuent des rotations de certains angles autour de l'un des axes, distribuent un qubit de manière équiprobable sur un cercle donné de la sphère, lient des qubits ensemble, intervertissent deux qubits, contrôle l'avancée du calcul affecté à l'un en fonction de l'avancée de celle de l'autre, etc. Certaines de ces portes sont considérées comme universelles, c'est-à-dire que toute autre porte peut être ramenée à la combinaison d'un ensemble de ces « portes universelles ». À l'issue des rotations, la phase de mesure donne le résultat du calcul.

Un « circuit quantique » correspond donc à un ensemble organisé de portes quantiques manipulant des qubits. On démontre que ces circuits peuvent faire tout ce que fait un ordinateur classique, plus tout ce qui caractérise la logique quantique, en introduisant l'exploitation des notions de superposition d'états, d'intrication, et de fonction d'onde avec les perspectives stochastiques de la détermination de la mesure. Ainsi, toutes les opérations logiques classiques peuvent être réalisées sur un ordinateur quantique universel, c'est-à-dire constitué de portes universelles. Et pour cela, la logique quantique fournit un formalisme englobant la logique binaire. Par contre, l'émulation par un circuit classique d'un système quantique demanderait des tailles mémoire et des stocks de données extravagants et un temps de réalisation qui ne permet aucune vérification raisonnable.

La notion de « suprématie quantique » désigne, dans cet esprit, la supériorité d'un ordinateur quantique capable de calculer en quelques fractions de seconde ce qui prendrait des dizaines, des milliers, voire des millions d'années aux ordinateurs classiques, y compris aux supermachines les plus puissantes et avancées, qui n'arriveraient donc jamais, concrètement, au bout du calcul.

À la fin des calculs quantiques, lorsqu'on lit la valeur du ou des qubits, on retrouve néanmoins des 0 ou 1. Bien que les modifications physiques permettent d'avoir une infinité d'états entre les valeurs 0 et 1, l'entrée du système est binaire, et la lecture en sortie est également de même format. L'entrée et la sortie du système peuvent donc être traitées par un ordinateur classique dont l'ordinateur quantique n'est alors, de fait qu'une « annexe calculatoire » de très grande puissance ; à moins que ce ne soit plus probablement le contraire et que l'ordinateur classique ne soit ramené qu'au rang d'entrées/sorties du calculateur quantique.

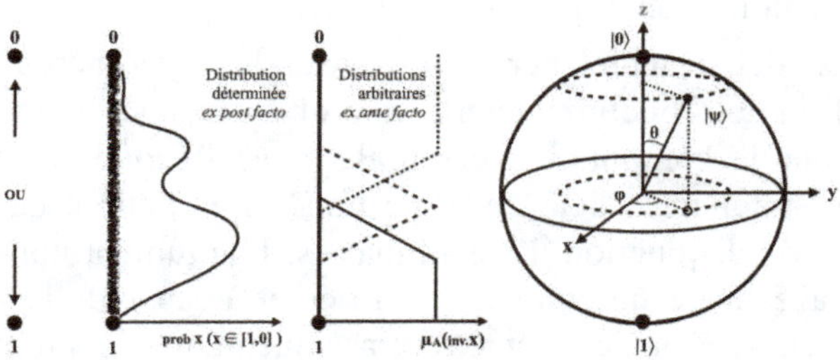

Nom	Bit	Pbit	Fbit	Qubit
Logique	booléenne	stochastique	floue	quantique
Distribution	discrète	continue	multiple composite	uniforme sur la sphère
États	0 ou 1	{p:0 , (1-p):1}	$\mu_A(x)$	$\alpha \|0\rangle + \beta \|1\rangle$

Figure n°39 : Comparaison des « Bits », « Pbits » ou bits statistiques, « Fbits » ou valeurs en logique floue, et « Qubits », avec leurs fonctions respectives de distribution des états possibles - fonction binaire, fonction stochastique (ici, un exemple parmi d'autres), ensemble des fonctions logiques, ensemble des points de la surface de la sphère de Bloch.

Une grande quantité de mesures du même calcul réitéré permet d'appliquer des règles statistiques et d'obtenir une probabilité de résultat que l'on peut admettre ou non comme significatif. D'où l'intérêt de se doter de machines ayant le plus de puissance possible, c'est-à-dire procédant avec le plus grand nombre de qubits en parallèle.

L'imitation quantique.

Certains théoriciens vont plus loin et pensent que, même en l'absence des conditions physiques réelles d'un calcul quantique, le cerveau serait capable de fonctionner selon des processus quantiques. Deux positions sont alors possibles : l'une considère l'analogie, soit comme certains calculateurs numériques actuels jouent un « jeu de l'imitation » en fournissant des modèles computationnels binaires de portes quantiques ; l'autre dispose que le cerveau produit vraiment des processus quantiques. Le cerveau pourrait, a minima et au niveau biologique, mettre en œuvre des états et processus analogues aux mécanismes quantiques, et servant alors de mémoire quantique fonctionnelle.

Un débat actuel permet de poser les hypothèses matérialistes d'un tel fonctionnement et d'aborder une logique quantique pour la computation cérébrale, avec l'économie des principes aristotéliciens déjà cités, de non-contradiction, de tiers exclus, ou de disjonction d'états binaires. L'argument majeur est qu'en l'absence d'une physique unifiée et à cause de la superposition d'états, rien ne peut être classiquement « computé » et donc simulé par un algorithme binaire. Penrose (1989) et Matthew Fisher (2015) signent sur cet argument l'inutilité de toute tentative d'intelligence artificielle traditionnelle, qui ne peut donc raisonnablement servir de modèle à la compréhension de la pensée.

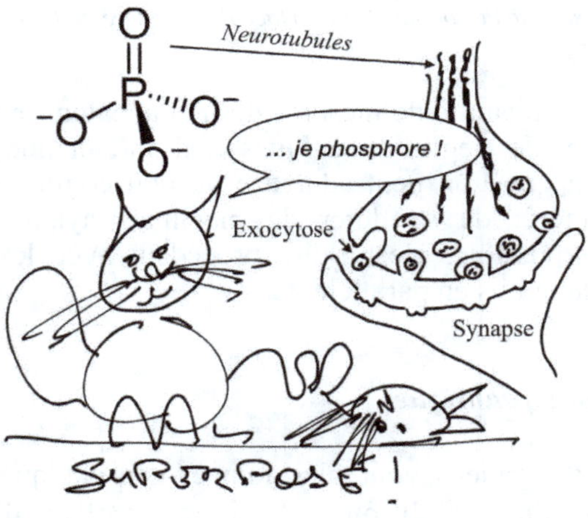

Figure 40 : Modèle de superposition d'état, grâce au phosphore, au sein des neurotubules et des synapses des neurones impliqués dans des réseaux sensoriels, mnémoniques, décisionnels...

L'informatique quantique ouvre donc, au-delà de cette limitation, un nouveau champ d'exploration de l'analogie « cerveau-machine ». Le modèle de computation est celui du calcul quantique, dont on connaît à la fois la richesse et la puissance, mais la complexité conceptuelle. Sans pour autant être satisfaisant, il renvoie au discrédit d'autres analogies simplistes dont le réductionnisme et la complexification *ex post facto* permettent à la fois une compréhension naïve et le maintien en validité des paradigmes considérés. Le paradigme quantique offre une alternative cohérente au paradigme cognitiviste dominant en en valorisant les deux intérêts premiers, l'analogie explicative et la logique de la pensée, tout en dépassant sa limite calculatoire et son simplisme confortable.

Théorie Orch-OR.

Penrose propose une théorie de la conscience qui relève d'une future physique nécessaire à unifier les mondes relativiste et quantique. Pour lui, la pensée s'organiserait au niveau de la microarchitecture cérébrale, celle des protéines constituées en microtubules intraneuroniques (neurotubules). Ces éléments seraient à l'origine d'influx cohérents à grande échelle qui permettraient l'émergence du fonctionnement global au niveau du cerveau, peut-être dans une forme d'orage de décohérence généralisée. Hameroff et Penrose (1996) nomment cette théorie « Orch-OR » (revue par Li et al. 2019).

Orch-OR ou « réduction objective orchestrée » correspond à l'idée que les interférences et la superposition quantiques qui s'expriment au sein des structures intraneurales s'effondrent (accrétion ou réduction du paquet d'ondes) en produisant les éléments de conscience (Hameroff et Penrose, 2014). Un même mécanisme pourrait être à l'œuvre dans d'autres entités biologiques, par exemple au niveau de la synthèse biochimique dans les plantes pour la photosynthèse, ou au niveau comportemental chez les animaux migrateurs pour l'orientation spatiale (oiseaux, poissons, etc.).

Si des critiques se sont élevées, de la part de physiciens comme de psychologues ou neurologues, elles sont essentiellement fondées sur l'impossibilité du maintien d'une cohérence quantique dans des échelles macroscopiques telles que celle du cerveau ou à des températures éloignées du zéro absolu, telles que celle du corps humain (par exemple Reimers et al., 2014). Le second argument de ces critiques n'est pas des moindres : la réalité quantique est difficilement compréhensible, reposant sur des bases mathématiques ardues, souvent difficile à approcher dans un vocabulaire aussi précis que rébarbatif, pour donner des théories qui choquent le bon sens et sont de ce fait refusées par la plupart des scientifiques de l'esprit.

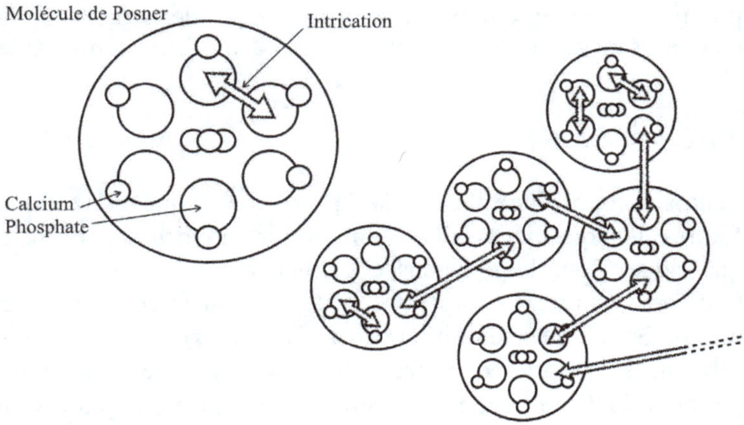

Figure 41 : Modèle Orch-OR d'intrication multiple au sein de molécules de Posner favorable à une décohérence globale à distance en un « orage » de décohérence (Inspiré de Lucy Reading in Quanta magazine, 2016)

En 2015, le physicien Fisher, coordinateur du Quantum Brain Project de l'Université de Californie à Santa Barbara, a formulé une réponse à la première critique. Il développa un modèle selon lequel le cerveau et, plus généralement, les ensembles vivants, pourraient être des lieux « actifs » de décohérence à long terme et à température biologique. Ainsi, les atomes de phosphore qui sont largement distribués dans les cellules sous forme d'ions phosphate pourraient jouer le rôle de qubit et fournir le support nécessaire à un calcul quantique : une sorte de « qubit neural ». Il porterait la superposition de plusieurs états de base et le cerveau serait alors capable de fonctionner selon des lois quantiques.

Dans le modèle de Fisher, chaque phosphate porte un spin quantique, deux ions peuvent s'intriquer mutuellement. Chaque ion phosphate serait associé à quatre atomes d'oxygène ou être incorporé dans de plus gros objets appelés « molécules de Posner ». Ces grappes de six ions phosphate, combinés avec neuf ions calcium sont des composants des cellules vivantes, et seraient capables de protéger des états de superposition quantique.

Si les ions d'une paire de phosphates intriqués sont séparés en deux molécules de Posner, ils resteront intriqués, quelle que soit la distance de ces molécules, pouvant ainsi constituer de multiples systèmes de cohérence qui s'affranchissent du temps. Le modèle suggère donc des ions pouvant être superposés ou intriqués, tout en restant protégés de la décohérence — phénomène qui permet de passer d'un état quantique superposé à un seul état cohérent avec la physique classique — sur une durée compatible avec les constantes de la biologie cellulaire.

Des mécanismes de transport des molécules de Posner dans les terminaisons neurales présynaptiques et d'exocytose pendant la libération de neurotransmetteur contribueraient au déclenchement neuronal post-synaptique. L'exocytose est le processus de sécrétion de neurotransmetteurs de l'axone des neurones vers les dendrites et corps cellulaires des neurones voisins. Ce processus final correspondrait à une sorte de lecture de l'état quantique présynaptique. Les multiples molécules de Posner enchevêtrées fourniraient ainsi le mécanisme clé du traitement quantique neuronal, et les influx résultants pourraient à leur tour s'entremêler, dans une sorte de superposition d'une « pensée » quantique. L'intrication et la supposition pouvant être ainsi maintenues bien au-delà de la distance et du temps imposés à un calculateur quantique classique, le cerveau serait de fait à considérer comme un organe de suprématie quantique.

Les principes logiques et analogies cognitives.

En ce qui concerne l'argument de non-cohérence avec le sensible, les choses peuvent être illustrées de manière métaphorique. Il n'est cependant pas utile de faire un long développement pour repérer des proximités étonnantes entre les états « étranges » du fonctionnement du monde quantique et certains phénomènes mentaux encore inexpliqués. On peut ici en signaler trois des principaux qui illustreront cette proximité, ou cette analogie.

Comme le cognitivisme s'inspire de la métaphore de l'architecture Von Neumann pour fournir l'hypothèse explicative cognitiviste et l'analogie de la pensée avec la logique et le calcul, comme la computation connexionnisme a fourni des analogues à certains phénomènes de perception, de reconnaissance, d'apprentissage…, l'informatique quantique donne de nouveaux modèles à des phénomènes qui ne se satisfont que mal de l'inscription dans les technologies précédentes. Il en est ainsi du doute et de la dualité de choix, de l'influence croisée de processus cognitifs pourtant sans relation évidente et de la prise de décision irrationnelle en situation de doute.

Superposition.

Le « principe de superposition » dispose qu'à l'échelle concernée un élément (atome, ion, photon, toute particule avec spins, c'est-à-dire ayant des caractéristiques d'orientation intrinsèques aux champs magnétiques de cette particule) peut exister en même temps dans plusieurs proportions d'états distincts. On connaît l'expérience de pensée du chat que Erwin Schrödinger imaginait enfermé dans une boîte noire munie d'un dispositif mortel, ou non, selon les caractéristiques physiques d'un élément quantique.

Au-delà de sa portée philosophique, cette illustration, naïve car un chat appartient au monde macroscopique pour lequel les propriétés quantiques ne sont pas directement applicables, permet de penser comprendre cet état remarquable de superposition. En fait, il s'agit plus d'une probabilité d'être dans telle condition plutôt que dans une ou plusieurs autres. Cette fonction de probabilité d'état qui caractérise l'élément physique permet de comprendre que celui-là se trouve donc à la fois dans plusieurs conditions, possède tel et tel spin, est à tel et tel endroit. Chacun des états est lui-même caractérisé par un coefficient complexe de la combinaison linéaire du qubit, et par le vecteur de la base choisie. La combinaison linéaire est définie comme « état de superposition », car la particule peut être conçue comme étant simultanément, avec des probabilités diverses, en plusieurs états (Schrödinger, 1992).

La superposition s'applique ainsi et de la même façon à toutes les caractéristiques des observables ; lieu, vitesse, spin, vie ou mort du chat… le formalisme de ce phénomène est discuté en fonction d'école de pensée, et le réalisme physique de cette superposition est hypothétique car n'ayant pas d'équivalence dans le monde sensible.

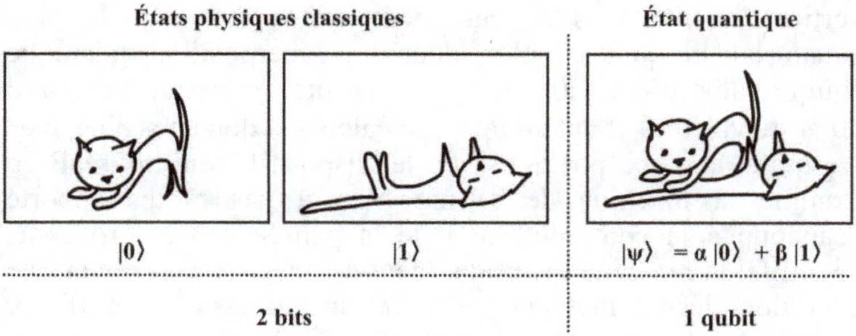

Figure 42 : Illustration métaphorique du principe de superposition quantique à partir de l'expérience de pensée de Schrödinger - en logique classique, le chat à l'intérieur de la boite noire qui est ou non envahie de gaz toxique en fonction de l'orientation du spin d'une particule qui peut prendre deux valeurs $|\uparrow\rangle$ *ou* $|\downarrow\rangle$*, est soit vivant* $|0\rangle$ *soit mort* $|1\rangle$ *- en logique quantique, le chat est dans les deux états à la fois puisque la particule possède simultanément les deux spins* $|\uparrow\downarrow\rangle=\alpha|0\rangle+\beta|1\rangle$*. Les coefficients* α *et* β *d'où dérive la probabilité d'une mesure dans chaque état est exprimée en nombre complexe :* $p_\alpha=|\alpha|^2/(|\alpha|^2+|\beta|^2)$ *et* $p_\beta=|\beta|^2/(|\alpha|^2+|\beta|^2)$*. Ces probabilités sont donc relatives aux coefficients des vecteurs de la sphère de Bloch. Un seul qubit permet de coder l'information de deux bits en fonction des probabilités respectives des deux états.*

L'appareil cognitif humain est évidemment incapable de le penser en dehors d'une abstraction pure qui choque le sens commun. Les épistémologues discutent de cela pendant que les purs physiciens dénoncent le simplisme de la métaphore. Mais comme ils se dénoncent tous allègrement entre eux, leur critique n'a que la portée qu'on leur accorde. L'expérience de pensée n'est d'ailleurs pas plus aventureuse que celle du cerveau de la cuve imaginée par Hillary Putnam (1999) ou celle des couleurs de Mary qui permet à Frank Jackson (1986) de postuler l'existence des qualia. L'avantage ici est qu'on sait donner une forme de concrétude à cette expérience de superposition.

En fait, une porte de calcul quantique spécifique (H en référence aux matrices de Hadamard et Sylvester) est réputée permettre de placer un qubit simultanément dans plusieurs de ses états. Ainsi, un qubit établi dans un état initial de base $|0\rangle$, représenté par un vecteur vertical orienté vers le haut de la sphère de Bloch, ou dans un état excité $|1\rangle$ avec un vecteur vertical orienté vers le bas, peut être amené sur le plan équatorial. Le qubit est alors dans une superposition quantique équiprobable d'états $|0\rangle$ et $|1\rangle$. Sa mesure donnerait au hasard 50 % de valeur 0 et autant de 1. Le calcul est donc possible avec un qubit à deux positions, et le dispositif peut le réaliser. Comme la machine de Turing n'en a pas moins apporté beaucoup à la compréhension de la pensée et des processus cognitifs, la machine quantique peut à l'instar y contribuer. On peut alors décrire métaphoriquement un processus cognitif qui, à partir d'une certitude binaire, 0 ou 1, amène à un doute avant une décision comportementale dont on ne sait rien, telle la mesure finale des probabilités de l'état du système.

Une autre porte change l'orientation du vecteur du qubit en son opposé, d'autres produisent des rotations plus sophistiquées, permettant de théoriser de manière analogue tout un ensemble de processus décisionnels, en ramenant ainsi le processus cognitif qui les motive à une logique « enrichie ».

Intrication.

Le second principe utile est celui d'« intrication ». Cet état fondamental de la matière a été décrit en constatant que les équations de la théorie quantique appliquées à deux particules en interaction décrivent une propriété étonnante. Après leur rencontre, elles ne peuvent plus être définies comme éléments indépendants et constituent les parts d'un unique système ; elles sont liées, et la description de l'une contient celle de l'autre. Le principe peut donc être représenté comme la liaison simultanée de l'état d'éléments distincts, et sa conséquence est celle du changement d'un élément par rapport au changement d'un autre avec lequel il est intriqué.

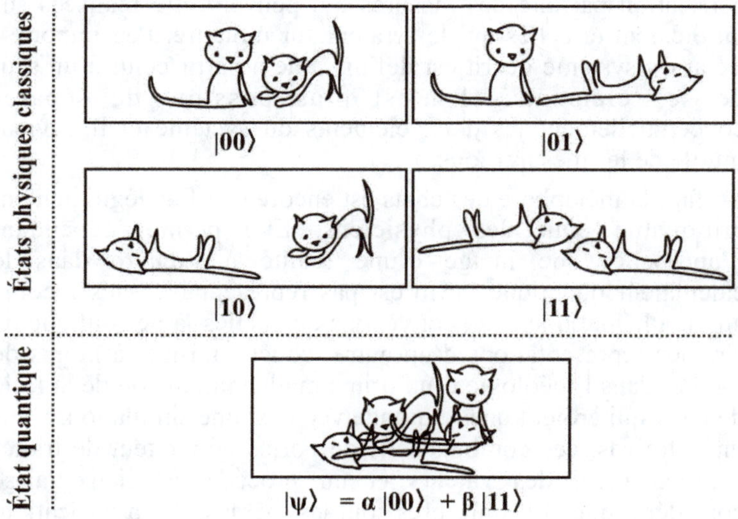

Figure 43 : Illustration métaphorique du principe d'intrication. Les codages possibles des états en bits correspondent à l'ensemble des valeurs de vérité 0 ou 1 de toutes possibilités logiques ; états des ensembles d'éléments intriqués, superposés et codés sous forme de qubit.

Une représentation naïve, et donc aussi fausse que la précédente imagine deux chats de Schrödinger. S'ils sont enfermés dans la même boîte, l'informatique classique peut en décrire tous les états possibles à l'aide de bits dont les valeurs signalent l'état de vie ou de mort de chacun. La superposition d'états est possible, mais les chats sont physiquement tous les deux vivants ou tous les deux morts en même temps, puisqu'enfermés dans la même boîte noire potentiellement mortelle selon les spins d'une non moins hypothétique particule.

Un ensemble de portes de calcul quantique permet de manipuler cet état remarquable d'intrication d'éléments dont le destin se trouve uni. Ils forment alors un système lié, et cela indépendamment de contraintes de temps ou de distance. Un tel état dit « intriqué » est là encore discuté par les physiciens et différentes écoles s'opposent sur le formalisme à lui donner, notamment en ce qui concerne la localité, la causalité et le temps. Le système global ou « intricat » est caractérisé par la corrélation parfaite des mesures qui peuvent être réalisées sur un élément et celles qui le seraient sur un autre. Peu importe ; l'état du système décrit est définissable à partir celui d'un seul de ses éléments. Il n'est plus possible de séparer conceptuellement les deux éléments du système et il devient inutile de les mesurer tous.

En fait, la métaphore des chats est encore une fois légitimement critiquable pour des physiciens. Elle permet cependant d'approcher une image d'une réalité à l'œuvre dans le calculateur quantique qui n'est pas représentable sans recours aux mathématiques. Or, convenons que celles-là ne sont que de simples représentations d'un autre réductionnisme, à moins de tomber dans l'idéologie d'un prima mathématique ou de la folie de ceux qui croient que le monde vécu est une simulation. Dans un autre cas, ces combinaisons de portes permettent de traiter simultanément des valeurs et un procédé astucieux laisse considérer que si les mesures sont les mêmes, il y a intrication. L'association d'idées est donc aisée pour considérer que des processus cognitifs permettant une même mesure comportementale sont profondément intriqués.

En cognitique, il est plus aisé de définir ce qu'est un état non intriqué que de définir directement ce que serait un état intriqué, ce qui nécessite l'expression du comportement dans sa mesure. Encore une fois, le but n'est pas de dire que c'est cela qui se passe, mais que ça se passe comme cela, et donc que les lois connues qui s'appliquent à un système peuvent s'appliquer à l'autre dont on ignore les lois de fonctionnement.

Décohérence.

Le « principe de décohérence » est relatif à une théorie explicative de la transition entre les règles physiques quantiques et celles du monde macroscopique. À nouveau, la métaphore est à l'œuvre pour parler du passage du monde des phénomènes cognitifs à la réalité physique comportementale. Une similarité est celle de la « non-observabilité » quantique et de l'« inaccessibilité » cognitive. Le principe de non-observabilité résulte des états superposés des éléments alors qu'en même temps il stipule que toute interaction avec le monde physique macroscopique et donc tout mesure ou toute observation provoque la disparition de la fonction de probabilité des états possibles de l'élément considéré, pour peu qu'on puisse maintenir son isolement et sa très basse température.

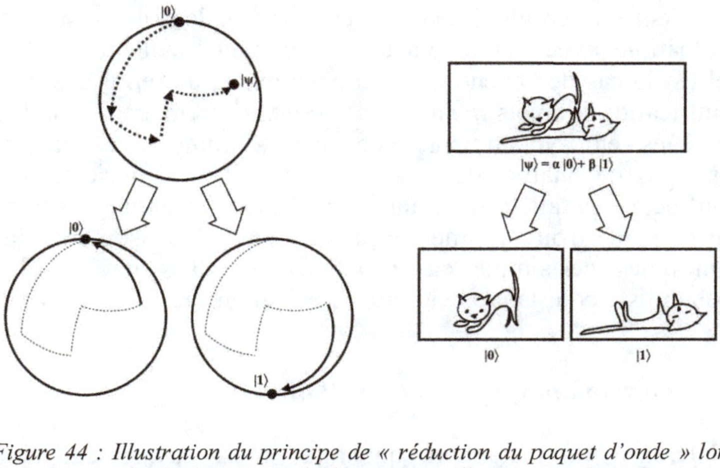

Figure 44 : Illustration du principe de « réduction du paquet d'onde » lors de la mesure du résultat d'un calcul quantique, illustré par une succession de déplacements à la surface de la sphère de Bloch (à gauche) et sa représentation naïve (à droite). Il n'est pas possible de prévoir le résultat et la mesure répétée permet alors une approche statistique du résultat. Le passage de l'état calculatoire superposé à l'état final du calcul est un phénomène de décohérence provoqué.

La mesure produit une interaction et la superposition cesse alors. Un phénomène dit de « décohérence » projette instantanément le système dans un seul état parmi l'ensemble des états superposés possibles. La transition entre l'état de superposition quantique et celui d'un seul état physique traditionnel pendant cette phase de décohérence correspond à la phase de réduction du paquet d'onde, qui donne alors une valeur observable, 0 ou 1.

La métaphore de réduction du paquet d'onde permet d'approcher une modélisation de certains phénomènes cognitifs. Il en est ainsi du choix décisionnel, du passage à l'acte ou de l'inaction paralysante, etc. À un autre niveau structuro-fonctionnel, on peut utiliser ce type de modèle pour rendre compte de l'activité de réseaux neuronaux complexes, d'excitation ou d'inhibition, conduisant à une sortie en tout ou rien en fonction de l'état contextuel du réseau. Le temps de prise de décision ou de stabilisation de la configuration correspond à une décohérence cognitive.

Tout cela reste évidemment du domaine de la représentation naïve, mais permet de rendre compte d'activités hypothétiques de calcul de certains processus cognitifs, calcul qui reste peu compatible avec une explication computationnelle classique. Tel est le cas des phénomènes d'émergence, de représentation, d'intrication d'objets mentaux, de souvenir, d'images mentales, de rêves, etc. Notamment, toute activité compatible avec les principes de dualité, de superposition d'états, d'intrication et d'influence parallèle du traitement d'un objet cognitif sur un autre peut trouver une hypothèse de dépassement des contraintes de simple calcul numérique, dans une logique probabiliste pour laquelle le futur n'est jamais écrit.

La cognition quantique aujourd'hui.

L'intérêt de la métaphore quantique n'est pas à seulement chercher dans la puissance du calcul, mais dans deux éléments conjoints. Le premier est celui de la mise à disposition d'une modélisation beaucoup plus vaste que celle à laquelle se restreint une pensée cognitiviste étriquée. Cela ne néglige aucun des apports de la psychologie cognitive, puisque l'ordinateur quantique fait tout ce que fait un ordinateur classique, mais bien plus encore, et que la logique quantique absorbe tous les acquis de la logique classique qui en est une dérivée. Le second réside dans le nécessaire dépassement, voire le changement de paradigme, du calcul de type Von Neumann et de la logique booléenne, ainsi que de celui de leur mécanisation par une machine physique. Ainsi, on sait qu'un circuit quantique peut émuler tout circuit classique ; en revanche, l'émulation par une architecture classique d'un système quantique à 50 qubits demanderait de stocker plusieurs milliers de terabytes de données et nécessiterait des temps non raisonnables.

En ce qui concerne la cognition naturelle, on peut remarquer que ce dépassement n'a pas encore été exploité par les psychologues dont certains sont même virulents à dénoncer tout dépassement du cognitivisme orthodoxe ou d'autres à refuser le contre-intuitif. L'ouverture pourrait pourtant donner une nouvelle jeunesse à un courant somme toute excessivement simpliste, dont on peut certes noter quelques succès dans l'explication naturelle, mais dont on devine le fort réductionnisme, voire la naïveté d'une croyance boxologique appliquée aux opérations mentales. Le passage de l'unité d'information binaire à l'infini potentiel de l'information quantique est plus adapté à la complexité de la cognition. Celle-là n'est plus à chercher dans la seule puissance instrumentale, dans la complexité des boîtes insérées les unes dans les autres, dans un vertige fractal, mais dans un retour à la logique et la simplicité du fait de calcul.

Pour ce qui est de l'artificiel, ce « quantum advantage » permet d'apporter des solutions à la résolution de problèmes que ne peuvent aborder des calculateurs traditionnels, des machines de Turing, dépendants de séquentialités, soumises une horloge interne, demandant de temps incohérents avec une pensée naturelle normale. On voit apparaître aujourd'hui des pistes de réflexion concernant des solutions hybrides dont l'objectif est d'enrichir l'IA, et notamment celle des réseaux de neurones, par des éléments de calcul quantique.

On parle d'« adhérence » entre quantum et intelligence artificielle, notamment en ce qui concerne les simulations, les systèmes non linéaires et l'optimisation. Cette intersection des logiques booléenne, naturelle des réseaux de neurones et stochastique du quantique permet d'envisager approcher une nouvelle catégorie de problématiques éligibles à cette interface. Cela ouvre la voie à une conception multicouche des phénomènes cognitifs, réalité potentielle qu'il reste à concevoir.

L'analogie cerveau ordinateur.

Jean-Baptiste Vico soutient que *« verum esse ipsum factum »*, c'est-à-dire « le vrai est le faire même ». Il s'agit là d'un des cinq grands thèmes de la pensée vicienne, et probablement celui qui concerne le plus les questions d'analogie entre naturel et artificiel. Le *« verum et factum convertuntur »* établit la correspondance du vrai, ce que l'on sait, et du fait, ce que l'on fabrique. Pour Vico et les philosophes qu'il inspire, on conçoit que c'est le seul créateur d'une chose qui peut en avoir une connaissance correcte.

Selon cette doctrine, chacun connaît ce qui lui semble vrai, ou pour le moins ce qui ressemble au vrai, ou que l'on a admis ou appris comme étant vrai. Vico distingue le vrai du vraisemblable, en ce que le vraisemblable réside dans sa ressemblance au vrai, mais doit être fait par l'homme, le *« factum »*. Au-delà d'une métaphysique créationniste et donc que seul Dieu peut connaître puisqu'il est selon ses partisans créateur de tout, on peut retenir l'idée que connaître la nature des choses réside dans les circonstances de leur production.

Un argument second du *factum* est celui de la connaissance de l'inconnu à partir du connu, avec notamment le pouvoir de « métaphore » que l'auteur exploite dans un autre volet de son œuvre. Ainsi ce qui est créé et qui fait la même chose que ce qui est vrai sert de modèle à sa compréhension en définissant le vraisemblable. Donc, l'artifice qui fait la même chose que le naturel est un modèle de la compréhension du naturel. Il en est ainsi de l'histoire et des systèmes sociaux, fabriqués par les hommes, mais plus proche de nous des artefacts, des automates, et donc de l'ordinateur comme modèle de la pensée.

Lorsqu'une machine simple produit des choses identiques à ce que fait un système naturel complexe, la machine devient explicative de la nature. C'est dans cette lignée que s'inscrivent la seconde cybernétique et le constructivisme. Ainsi l'IA, issue du projet d'imitation de la performance naturelle, devient-elle explicative des processus de l'intelligence naturelle. Tel est la raison des neurosciences computationnelles qui découvrent l'existant par la construction algorithmique des réseaux de neurones orchestrés par les quatre lois d'Hebb, de rétropropagation, d'inhibition parallèle et de feedback.

L'explication n'est plus à rechercher dans des essences inaccessibles et métaphysiques, mais dans les règles du fonctionnement de ce qui est construit et fait la « même » chose. C'est le cas de la logique, postulée comme à la base du raisonnement naturel, et de son explication machinique par les automates formels que simulent les ordinateurs. La puissance de l'analogie réside dans la cohérence de l'imitation et permet d'imaginer le pourquoi et le comment ce que l'on ne connaît pas à partir de ce que l'on connaît.

L'ordinateur, boîte noire, ensemble de boîtes noires, réseau, systèmes de réseaux, ou intégration hiérarchique de ces différents dispositifs, devient à la fois le modèle de la pensée et le moyen de son étude. L'architecture Von Neumann joue un rôle central, avec ses multiples portes logiques fabriquées à partir de plusieurs centaines de millions, voire plusieurs milliards de transistors, comme autan de milliards de neurones. L'ordinateur est à ce titre un exemple du biomimétisme et des principes de sa branche applicative, la bionique.

Limites du biomimétisme et bionique de la pensée.

La bionique est un mot daté. Il désigne un ensemble de démarches qui amènent l'ingénieur à interroger la nature pour valoriser ses propres inventions et à considérer les êtres vivants comme de potentiels modèles. En ce sens, la bionique est plus un mouvement de pensée qu'une discipline. Elle est à l'origine d'une démarche d'innovation bio-inspirée, que l'on définit abusivement aujourd'hui comme biomimétisme (Benyus, 1997), en s'inspirant des formes, fonctions, organisations et régulations du vivant.

La bionique concerne tous les étages de l'organisation des systèmes, des échelles nanométrique et biomoléculaire, comme on en a l'exemple avec la démarche Orch-OR, avec l'ADN pour la mémoire, ou l'ARN synthétique, jusqu'aux échelles macroscopiques aussi bien du domaine sociomanagérial, avec les organisations en silos ou en termitière, qu'écosystémique avec des démarches d'aménagement des paysages, des environnements urbains, voire des dispositifs spatiaux. Un argument majeur qui préside à cette pensée est celui de la robustesse évolutionnaire dans une logique darwinienne à long terme. Le temps étant ce qui manque à l'ingénieur, il a tout à gagner à s'inspirer de ce qui a été sélectionné dans des délais incompatibles avec sa propre action. En retour, l'ingénieur peut proposer, dans un principe vicien, des pistes d'exploitation au biologiste ou au psychologue selon qu'il s'intéresse aux supports ou aux fonctionnalités, et dans les deux cas aux performances.

La bionique est un donc le pont jeté entre la biologie et la technologie comme les principes viciens constituent celui jeté de la technique à la nature. Ces deux univers qui s'opposent habituellement par leurs objectifs, leurs langages, leurs conceptions mêmes et la nature de leurs objets sont ainsi réunis dans les deux sens.

Les phénomènes biologiques sont difficiles à étudier et leur approche est fréquemment menée *ex post facto* avec des démarches statistiques portant le plus souvent sur de petits nombres de variables. Le recours à la bionique inverse est alors précieux pour valoriser certaines pistes de recherche au détriment de certaines autres qui ont pu être testées comme improbables.

Bien avant l'incontestable effet de mode qui la remet au goût du jour, la pensée bionique s'est différenciée de la cybernétique, ou plus exactement en a constitué la branche bio-inspirée. Elle s'est naturellement penchée d'une part sur les systèmes de réception et de filtrage de l'information, d'autre part sur ceux de commande et de l'action, et enfin sur ceux de l'autorégulation et du contrôle mobilisant le processus de feedback. c'est donc principalement sur les étages d'entrée/sortie et sur la régulation que les travaux se sont concentrés. Ils n'ont pas beaucoup avancé sur les grandes thématiques de la cognition : langage, mémoire, représentation, décision… Et le vide conceptuel de ce domaine intermédiaire a été comblé par l'ordinateur.

C'est en s'inspirant du naturel qu'on a créé une intelligence artificielle. Dans une perspective cybernétique, celle-ci ne peut être conçue qu'en relation avec l'environnement. De là, l'IA a pu être dotée d'un côté de capteurs sensoriels, infra- ou ultrasensoriels, mais aussi d'un autre côté d'actionneurs, palans, grues et roues. Cette IA est à ce titre plus performante que l'intelligence humaine en ce qu'elle interroge des dimensions du monde naturellement inaccessibles. L'homme n'a par exemple pas de connaissance infrasonique ou ultrasonique du monde ni ne se déplace avec des roues sans être augmenté de technologies spécifiques jusqu'ici de simple conversion. C'est l'ordinateur qui intègre les différences. Il en est pourtant contraint des limites des algorithmiques ou du temps et des puissances de calcul nécessaires à leur mise en œuvre.

Bien des différences distinguent l'homme de l'automate doté d'un ordinateur central. Le parallélisme global permet à l'humain de bouger ses pieds ou mâcher un crayon en résolvant un problème, de se toucher le visage en parlant, de grignoter en travaillant, de s'interrompre pour regarder par la fenêtre, prendre un café et discuter avec ses collègues, etc. Nombre de ces tâches, dites parasites, n'ont aucun intérêt pour l'automate ou pour l'IA, alors que le psychologue les sait principales à la bonne exécution de la tâche intentionnelle. La logique formelle semble également étrangement parasitée par des biais nécessaires à l'échappement de la pensée, à l'imagination, au rêve qui sont autant d'émergences inattendues et non intentionnelles. La fragilité aux toxiques du cerveau en carbone n'a rien à voir avec celle des composants en silicium rigide, victimes des champs magnétiques, des chocs et accélérations, ou de la simple humidité. Si le cerveau est neuronal (Changeux, 1983), c'est aussi celui des passions (Vincent, 1986) et des liquides naturels, et l'ordinateur n'est qu'un tas de boulons, de composants, de fils électriques…

En fait, chaque neurone est lui-même un automate complexe, doté de ses étages d'entrée et de sortie, de ses moyens d'autorégulation, et de son propre ordinateur naturel, le tout baigné dans un environnement sans lequel il ne serait rien. La métaphore de l'IA n'est donc plus un seul ordinateur, mais des milliards d'ordinateurs interconnectés, une sorte de méga Internet. Le tout réside dans un espace de quelques centimètres carrés et ne dépense qu'une énergie négligeable, compensée par une alimentation saine et entretenue d'un peu d'eau pure et d'exercice physique raisonnable.

La frontière entre cerveau et ordinateur est donc double : l'ordinateur n'est que la partie cachée de l'automate, et dévolue à l'imitation de ce pour quoi on n'a pas d'explication cognitive physique, l'ordinateur est un excellent outil de logique formelle, dont nombre dimension échappent aux aspects stochastiques, flous ou quantiques du cerveau humain.

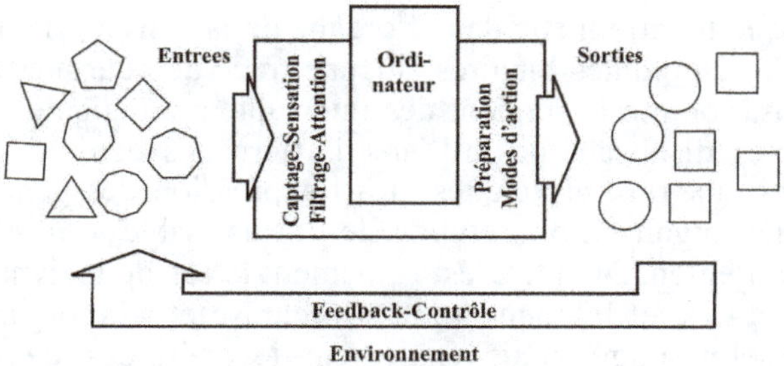

Figure 45 : Place de l'ordinateur dans la conception bionique de l'appareil cérébral/cognitif. Les dimensions bio-inspirées concernent les entrées/sorties et la régulation. Les domaines cognitifs des fonctions dites supérieures sont dévolues à un automate calculatoire particulier : l'ordinateur.

L'analogie n'est pas correspondance.

Un danger réside aujourd'hui dans la prétention de certains informaticiens à appliquer les principes viciens à une série d'analogies cerveau-ordinateur, pensée-programme, ou cerveau-pensée. Cette application doit bien évidemment se limiter à ce qui est cohérent, c'est-à-dire respecter une forme de systémique, tant au niveau des principes structuraux et fonctionnels qu'organisationnels. Si l'heuristique est l'art d'inventer ou de faire des découvertes à partir de connaissances incomplètes, elle n'aboutit qu'à des conclusions vraisemblables, et il serait prudent d'en tester la validité avant de les concevoir et surtout les imposer comme vérités.

Expliquer le naturel par l'artificiel a une forte potentialité heuristique. La technologie de la grue dispose d'un puissant pouvoir explicatif de ce qui ne pourrait être étudié en biodynamique, pour les outputs de la boîte noire ; celui de la roue n'est cependant pas applicable alors que ce dispositif est bien plus efficace en certains déplacements que des jambes. Il en est de même de différences des ailes delta et de celles des goélands.

Certes, la Pascaline, la machine de Babbage, les bombes de Turing et les caisses enregistreuses des commerces d'antan ont fait et font encore des calculs avec des roues. On n'a jamais trouvé de roues, même symboliques ou sous une forme analogique fonctionnelle dans l'organe de la pensée. Il en est de même des automates binaires, aucune trace de neurones à deux positions, comme le seraient des interrupteurs, mais de cellules complexes disposant de milliers d'afférences et d'efférences, soumises aux flux protéiques et à l'expression des gènes, cela dans une organisation temporelle insaisissable qui échappe encore à l'entendement. C'est également le cas de la dynamique des structures, et le connectome s'organise et se réorganise en temps, selon l'âge, mais également les périodes de la vie. Qu'elles soient circadiennes, menstruelles ou saisonnières, tout cela est influencé par l'expérience antérieure et peut-être par un projet génétique dont on n'a, aujourd'hui, aucune idée.

En cela, l'ordinateur binaire n'est pas un cerveau et la prudence reste de mise quant aux enjeux des informaticiens à vouloir expliquer la pensée naturelle, le raisonnement des machines et la cohérence possible entre les deux mondes du naturel et de l'artificiel. Certaines portes sont ouvertes par les spécialistes de la logique floue ou de la mécanique quantique, de manière plus métaphorique que dans la stricte réduction de l'analogie.

Le cerveau-ordinateur aujourd'hui.

Les chercheurs en intelligence artificielle, qui se réclament d'une « IA forte », considèrent que l'espoir de la pensée est dans le silicium. L'idée relève, pour l'heure, de la science-fiction. C'est celle du fantasme du transfert de la pensée humaine, ou pour le moins de certains de ses éléments, sur un support inaliénable et inaltérable en silicium. Cela permettrait alors de conserver des informations mémorisées de manière sécurisée, de les communiquer en réseau par Internet, voire de les filtrer par des procédures algorithmiques et même d'en créer de nouvelles. Le pari repose alors sur l'existence d'un « cerveau artificiel » compatible avec le support de l'information cognitive, pour peu qu'on sache déjà l'extraire des neurones. Nous voyons ici l'incommensurable du fossé entre nature et artifice.

Un mouvement est aujourd'hui mobilisé par des industriels pour non plus coder de l'information pour le transfert d'un sens à l'autre puis à l'inverse, mais pour produire des états particuliers du cerveau induisant des comportements ou facilitant la survenue de contenus mentaux. Tel est le cas du biofeedback qui, depuis maintenant longtemps, permet d'atteindre des états de conscience modifiés à l'aide justement des échos de ces activités modifiées, dans une forme d'entraînement à des états de méditation ou de repos conditionné. C'est aussi le cas de patients épileptiques implantés qui, sentant arriver une crise dans la survenue d'un état d'« aura précritique » peuvent déclencher un stimulateur cérébral leur évitant le déclenchement de la crise. De même, des implants stimulent certaines structures cérébrales du patient afin de contrôler ses crises parkinsoniennes. En fait, il ne s'agit ni plus ni moins que d'une procédure de rétrocontrôle qui n'a rien à voir avec la cognition, et dont l'interprétation abusive engage la notion de régulation numérique. On peut évidemment disposer de tels systèmes sur d'autres organes que le cerveau, le cœur pour éviter les bradycardies ou même la cochlée pour produire des stimuli conformes, à l'aide d'un microphone extérieur.

Il en est autrement de l'ambition de ceux qui veulent insérer des puces connectées dans le cerveau pour permettre un codage de l'information naturelle et pouvoir restituer cette information à partir d'un calculateur embarqué ou radio-piloté. C'est le projet d'entreprises dont l'une, californienne, investit dans cet objectif, en toute franchise des conditions d'une éthique des nouvelles technologies (Claverie, 2021). Il s'agirait alors, en cas de succès, d'une réfutation des positions anti-dualistes avec la séparation ultime entre cerveau et contenus de pensée. Pour l'heure, il s'agit de croyance et non de science, et pour ce qui est des auteurs d'un tel projet, peut-être de psychologie personnelle que de rationalité scientifique.

Conclusion.

Le chemin des modèles de la cognition a traversé plusieurs époques, plusieurs champs d'hypothèses. Il s'est encombré de nombreux postulats plus ou moins cohérents à une vraisemblance de ce que chacun pense être une réalité : la pensée.

Là est un des problèmes redoutables du champ de l'interrogation : tout le monde se sent compétent, et l'avis différent est souvent dépassé, considéré comme approximatif, voire erreur épistémologique, parfois idiotie qui agace de ne pas admettre les présupposés dont on se satisfait.

Les sciences cognitives sont souvent un champ de bataille, parfois un champ de ruines après les débats, les conflits, les compétitions des laboratoires pour remporter tel appel d'offres ou pour engager telles et telles entreprises dans la terrible concurrence qui ne laissera que quelques-unes survivre dans tel ou tel programme de recherche et développement. Une des caractéristiques du débat est justement que celui-ci intéresse le chercheur comme le pédagogue ou le clinicien, mais également aujourd'hui l'industriel. Il doit en effet produire les outils d'une meilleure performance cognitive, d'une intelligence artificielle ou augmentée la plus performante, et d'une supériorité que l'on rencontre maintenant dans les récentes dimensions du « *cyber warfare* », de la « *cognitive dominance* » et certains enjeux de « souveraineté ». Le débat en la matière n'est plus que celui des scientifiques ; il est devenu celui de nations voire des blocs culturels qui s'opposent dans un monde tiraillé des enjeux économiques et militaires, culturels et scientifiques.

Ces enjeux, dans le domaine de la relation de l'homme à la machine, des hommes aux systèmes artificiels notamment autonomes, concernent évidemment la pensée naturelle, son augmentation et son adaptation aux automates, mais aussi une forme de cognition artificielle qui doit pouvoir être comprise des hommes comme des autres machines. Ces imitations à qui l'on demande des exploits cognitifs artificiels ou partagés, et auxquels on confie la compétitivité, l'éducation et la rééducation, la sécurité ou l'ambition d'attrition de l'adversaire, sont devenues majeures, et des sommes financières colossales sont investies aujourd'hui pour leur développement, demain pour leur contrôle. Robotique collaborative, programmes pédagogiques, *serious games*, environnements virtuels, implants cérébraux, exosquelettes dont certaines parties sont automatiques, drones et satellites, système d'armes létales autonomes, voiture sans chauffeur, camion autonome, avion sans pilote, cargo sans capitaine sont des exemples de basculement des formes de la cognition humaine sur des artefacts. Mais que délègue-t-on, quelle partie de raisonnement, quelle liberté de décision laisse-t-on à la machine ?

Pour cela, une nécessité : s'entendre sur ce qu'est la cognition, comment elle s'établit et établit ses performances, et pourquoi elle s'organise comme on la pense être dans sa complémentarité structuro-fonctionnelle. On voit, à décrire ces paradigmes qui se sont élaborés en succession, qu'ils n'apportent pas pour autant de certitude sur la nature des phénomènes cognitifs. On peut pourtant poser une description factorielle des positions (convictions) qui s'attachent à décrire le domaine.

Les premiers modèles sont ceux du senti, du compris, du compréhensif au sens où l'autre fait corps avec soi-même tout en établissant la distance infranchissable du vécu. Les approches phénoménologiques et structuralistes ont laissé la place à la sidération scientiste, celles des matrices et de la conviction profonde d'une pensée ancrée sur des principes de logique formelle et s'exécutant dans le calcul. Le « *computer* » a donc pris une place centrale, et il n'est pas étonnant de le retrouver à l'action de la métaphore explicative du cerveau et de la pensée.

Les automates issus de la Seconde Guerre mondiale et plus tard de la conquête spatiale, le développement des télécommunications ont produit des modèles efficaces, toujours inscrits dans la métaphore de l'artificiel. La cybernétique a apporté les deux incontournables du rétrocontrôle ou du

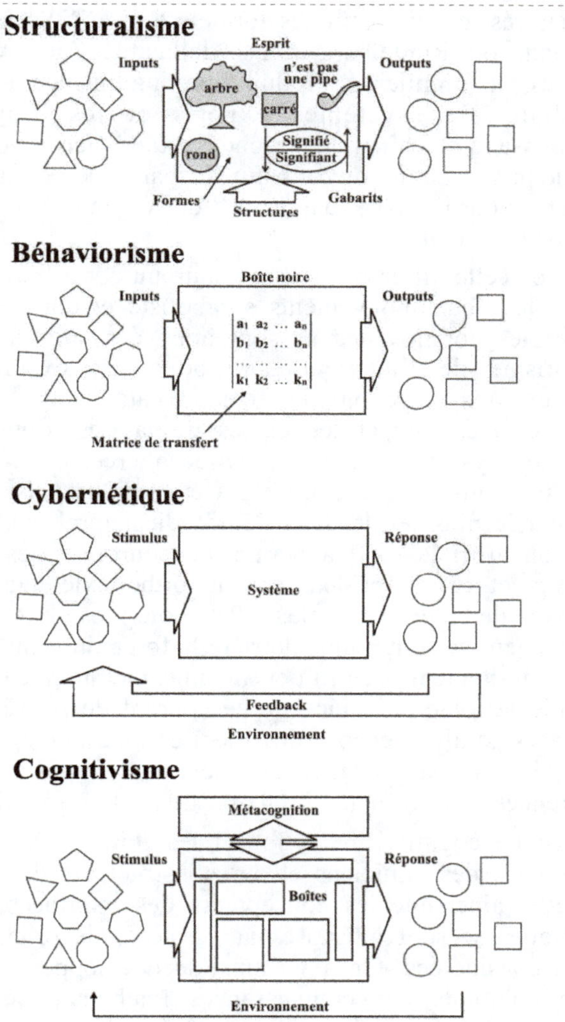

Figure 46 : Les modèles orthodoxes des sciences cognitives avec leurs principaux apports successifs.

feedback, et du calcul bionique, ou biomimétique. Celui-là s'est séparé en deux courants : l'imitation du programme et l'imitation des neurones. Le premier a donné les architectures des ordinateurs actuels, dues à Von Neumann, le second les bases des réseaux de neurones formels de McCulloch et Pitts, Rosenblatt, ou Rumelhart et McClelland... Au niveau des automates, le premier a produit une intelligence artificielle symboliste, des systèmes experts et les moyens de l'apprentissage-machine, le second le *deep learning* et l'IA connexionniste. Le premier a battu Kasparov, le second a battu Sedol et aujourd'hui la somme des deux gagne les meilleurs pilotes de chasse du Monde.

À partir de cette différence se sont pourtant constitués en frères ennemis les deux mouvements symboliste et connexionniste. Les théories cognitivistes se sont appuyées sur un nouveau béhaviorisme de l'intérieur, une boxologie expérimentale, permettant aux psychologues comme aux neurologues de décrire les éléments et les étapes de la cognition normale comme les dysfonctions de la pensée altérée. Ce courant de pensée symboliste ou cognitiviste a été le plus puissant, mais également le plus fertile dans l'étude du naturel comme dans l'imitation artificielle. Il a permis de couronner les sciences cognitives et consacrer leur grande orthodoxie ainsi que la puissance de leurs modèles. Psychologues, neurologues, informaticiens se sont réunis derrière la force du symbole et les étages du traitement cognitif devenu ainsi hiérarchique. Mais en a découlé la toute-puissance de ce courant de pensée, et il a paralysé et paralysé encore des théories alternatives, pourtant cohérentes avec la prudence que devraient imposer certaines incohérences et les trop nombreux postulats du symbolisme.

Même si ce cognitivisme a fourni les principaux rangs des scientifiques, des cliniciens et des constructeurs de la pensée artificielle, ainsi que les concepteurs des interfaces, certains scientifiques se sont intéressés aux critères de réfutation des théories considérées. On a vu ainsi se développer, grâce aux progrès conjoints des connaissances mathématiques et des supports électroniques, des tentatives de résolution de problème qui s'affranchissent des lourds présupposés tels que langage intérieur, mémoires spécifiques, horloge et chronométrie de la pensée, pour certains dualistes et séparation corps-esprit... Le connexionnisme est l'un de ces courants. Il ne postule que la présence d'une organisation de neurones interconnectés selon une architecture utile et évoluant chacun selon l'expérience de l'ensemble. La convergence entre théoriciens de la cognition et

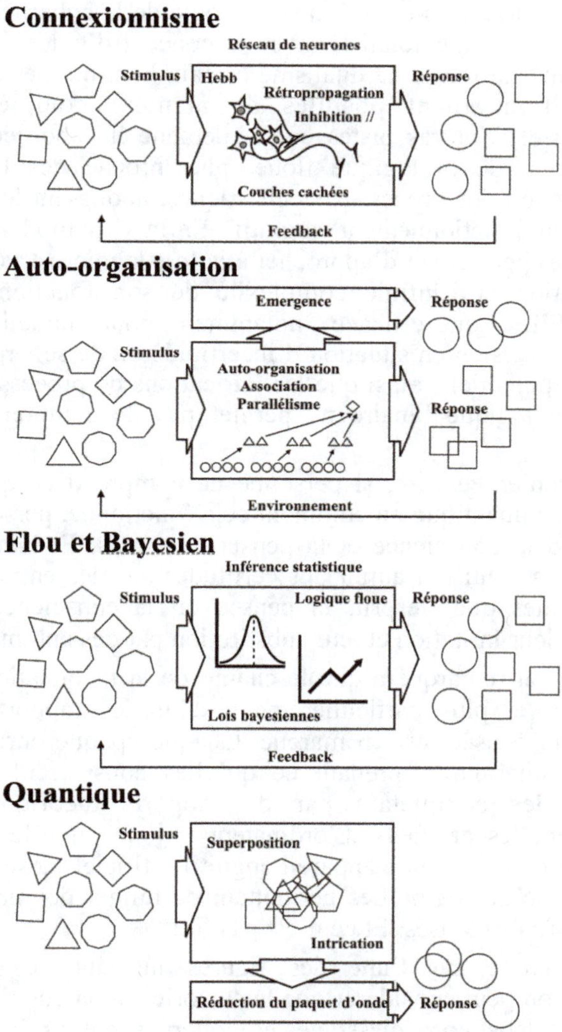

Figure 47 : Les modèles alternatifs des sciences cognitives basés sur les concepts de complexité et d'irréductibilité.

neurobiologistes a été fertile en données, notamment pour les domaines d'entrée et de sortie du dispositif cognitif, ou pour la mémoire et sa plasticité adaptative.

Le courant de l'auto-organisation découle de la cybernétique et de son volet connexionniste, avec le concept d'émergence qui réintroduit une forme de dualisme de fait, bien que les états de la cognition soient postulés de manière complètement matérialiste. D'autres pistes ont également été abordées avec l'intégration de la logique floue, plus proche des logiques naturelles, ou des processus stochastiques, abolissant le dogme binaire du fonctionnement cognitif. Enfin, les modélisations quantiques permettent d'approcher à la fois la microstructure de la cognition et l'infinie complexité de son fonctionnement global. Elles sont efficaces notamment pour modéliser des prises de décision en situation d'incertitude ou de superposition de choix potentiels, ainsi que les intrications de processus dont la simple logique binaire ne permet pas de comprendre les relations.

Pour parodier Penrose, si personne ne comprend ce qu'est la mécanique quantique ou comment cela fonctionne, personne ne comprend la conscience et la pensée non plus. Et bien malin serait alors celui qui aurait des certitudes sur des entités aussi mal définies que l'esprit, la pensée ou la conscience, leurs troubles, leur imitation et leur substitution par des automates.

Pourtant, on remarquera que le champ de la théorisation de la cognition, et plus particulièrement celui des rapports entre cerveau et pensée, est en marche. Chaque époque enrichit les théories antérieures, prenant ce qu'elles considèrent comme utile et les complétant par des apports théoriques que confirment les artefacts. L'ordinateur y joue un rôle central, qu'il soit conçu comme appareil cognitif artificiel ou seulement comme une de ses parties permettant de mimer des processus non encore formalisés. Et ce n'est pas fini.

Pour conclure sur l'une des figures introductives de cet ouvrage, on peut considérer que les théories de la cognition ont précisé le débat entre classiques et modernes, entre primat de la connaissance, telle qu'elle est créée ou gérée par la mémoire, et primat du raisonnement, et de l'intelligence qui le met en œuvre, conçue comme utilisation appropriée de la logique.

L'apport de la théorie des automates et notamment de l'ordinateur a permis de montrer l'importance centrale de ces deux dimensions de l'esprit : connaissance-mémoire *vs* raisonnement-intelligence. On pourra considérer, qu'elles soient appuyées sur une logique binaire, floue ou quantique, ou mobilisées en boîtes, en réseaux, selon les contraintes de l'algorithmique chronométrique ou dans un parallélisme massif ou partiel, que ces deux dimensions, inaccessibles sauf par les traces indirectes de leur projection sur les écrans de la mémoire ou du raisonnement, sont les bases de la cognition.

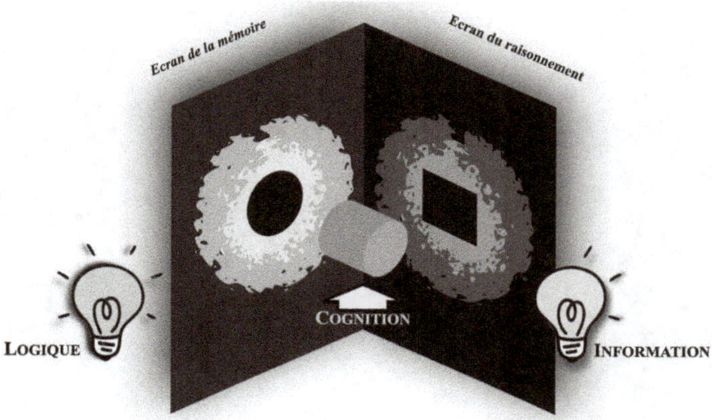

Figure 47 : Retour sur les dimensions structurelles de la cognition. La question du départ reste entière : y-a-t-il vraiment quelque chose dans l'inaccessible de l'esprit ? Et quoi ?

Quoi qu'il en soit, loin d'être résolue dans des certitudes dogmatiques, la modélisation cognitive continue son chemin scientifique, et les dernières venues, sous forme bayésienne ou quantique, ne sont certainement pas à l'ouverture d'un dernier chapitre de cette aventure « cognitique » sans fin.

Bibliographie.

Arnauld, A., Nicolle, P. (1981). *La logique et l'art de penser*. Paris (France) : Librairie Philosophique J. Vrin.

Atlan, H. (1992). *L'Organisation biologique et la Théorie de l'information*. Paris : Hermann.

Baddeley, A.D., Hitch, G. (1974). Working memory. In G.H. Bower (ed.), *The psychology of learning and motivation: Advances in research and theory*. New York (USA) : Academic Press. 8, 47–89

Benyus, J.M. (1998). *Biomimicry : Innovation Inspired by Nature*. New-York (USA) : Harper Collins Pub.

Boole, G. (1854). *An investigation of the laws of thought : On which are founded the mathematical theories of logic and probabilities,* Londres (UK) : Walton & Maberly.

Changeux, J.P. (1983). *L'homme neuronal*. Paris (France) : Fayard.

Changeux, J.P., Connes, A. (1989). *Matière à penser.* Paris (France) : Éditions Odile Jacob.

Charraud, N. (1997). *Lacan et les mathématiques*. Paris (France) : Economica.

Churchland, P. (1985). *Neurophilosophy - Toward a unified science of the Mind/Brain*. Cambridge (USA) : The MIT Press - A Bradfort Book.

Churchland P. (1999). *Matter and consciousness : A contemporary introduction to the philosophy of mind.* Cambridge : The MIT Press.

Chomsky, N. (2007). *On Language : Chomsky's classic works and reflections on language*. New-York (USA) : The New Press.

Clarke, E., Dewhurst, K, (1975). *Histoire illustrée de la fonction cérébrale*. Paris (France) : Les Editions Roger Dacosta.

Claverie, B. (2005). *Cognitique : Science et technique des relations à la machine à penser.* Paris (France) : L'Harmattan.

Claverie, B. (2010). *L'homme augmenté : Néotechnologies pour un dépassement du corps et de la pensée.* Paris (France) : L'Harmattan.

Claverie, B. (2019). *Introduction à l'épistémologie et à la méthode de recherche à l'usage des ingénieurs et autres scientifiques de l'industrie.* Paris (France) : L'Harmattan.

Claverie, B. (2020). Modèles du rapport neurofonctionnel, ou comment la cognition serait relative au cerveau : Du dualisme à l'intrication quantique. *L'Année de la Recherche en Sciences de l'Éducation,* Paris (France) : L'Harmattan, 2020, 25-52.

Claverie, B. (2021). Postures éthiques face aux néotechnologies : plan de classification, incommunication et perspectives. *L'Information Psychiatrique*, 97, *2*, 147-155.

Couffignal, L. (1963). *La cybernétique.* Paris (France) : Éditions Universitaires de France.

Deutsch, D. (1980). *The fabric of reality.* New-York (USA) : Vicking Adult, Penguin Books.

Everett, H. (1957). The theory of the universal wave function. *In* DeWitt, B.S.. & Graham N. (Eds.) (1973) *The many-worlds interpretation of quantum mechanics*. Princeton (USA) : Princeton University Press.

Feynman, R.P. (1982). Simulating physics with computers, *International Journal of Theoretical Physics*, 21, *6,* 467–488.

Fischer, M. (2015). Quantum cognition : The possibility of processing with nuclear spins in the brains. *Annals of Physics*. Amsterdam (NL) : Elsevier. 362, 593-602.

Fodor, J. (1975). *The Language of Thought*, Cambridge (USA) : Harvard University Press.

Fodor, J. (1983). *The modularity of mind.* Cambridge (USA) : The MIT Press.

Fodor, J. (1979). *Representations: Essays on the foundations of cognitive science.* Cambridge (USA) : Harvard University Press.

Friston, K. (2003). Learning and inferences in the brain. *Neural Networks*, 16, 1325-1352.

Friston, K. (2012). The history of the future of the Bayesian brain. *Neuroimage*. 15, 62, *2,* 230-233.

Hameroff, S. (2014). Quantum walks in brain microtubules - A biomolecular basis for quantum cognition. Topics in Cognitive Science. Hoboken (USA) : Wiley. 6, 91-97.

Hameroff, S, Penrose, R. (1995). Orchestrated reduction of quantum coherence in brain microtubules. A model for consciousness. *Mathematics and Computers in Simulation.* Amsterdam (NL) : Elsevier. 40. 453-480.

Hameroff, S., Penrose, R. (2014). Consciousness in the universe: A review of the 'Orch OR' theory. *Physics of Life Reviews.* New-York (USA) : Elsevier. 11, *1*, 39-78.

Hameroff, S., Penrose, R. (2014). Reply to criticism of the 'Orch OR qubit' – 'Orchestrated objective reduction' is scientifically justified. *Physics of Life Reviews.* New-York (USA) : Elsevier. 11, *1*, 104-112.

Hebb, D.O., Delafresnaye J.F. (Eds.) *Brain Mechanisms and Learning*, Londres. Oxford (UK) : Oxford University Press.

Henaff, M. (1991). *Claude Lévi-Strauss et l'anthropologie structurale.* Paris (France) : Pocket/Éditis.

Hopfield, J.J. (1982). Neural networks and physical systems with emergent collective computational abilities. *Proceedings of the National Academy of Sciences*, 79, 2554-2558.

Howell, D. (2006). *Statistical Methods for Psychology.* Belmont (USA) : Brooks-Cole.

Jackson, F. (1986). What Mary Didn't Know. *Journal of Philosophy*, 83, 5, 291–295.

Johnson-Laird, P.N. (1988). *The computer and the mind.* New-York (USA) : Fontana Press/Harper Collins.

Karli, P. (1982). *Neurobiologie des comportements agressifs.* Paris : Presses Universitaires de France.

Koffka, K. (1935). *Principles of gestalt psychology.* Londres (UK) : Routledge.

Li, T., Tang, H., Zhu, J., Zhang, J. H. (2019). The finer scale of consciousness: quantum theory. *Annals of Transational Medicine.*7, *20,* 585.

Liard, L. (1897). *Logique*. Paris (France) : Éditions Masson.

Lyotard, J.F. (2011). *La phénoménologie*. Paris (France) : Presses Universitaires de France.

McCulloch, W.S., Pitts, W. (1943). A logical calculus of the ideas imminent in nervous activity. *Bulletin of Mathematical Biology,* 5, 115-133.

Maturana, H., Varela, F. (1987). *The Tree of knowledge.* Boulder (USA) : Shambhala Publications.

Meunier, M. (1999). *Marc Aurèle (Auteur) Pensées pour moi-même ; suivi de Manuel d'Epictète.* Paris (France) : Flammarion.

Minsky, M. (1986). *The society of mind.* New-York (USA) : Simon and Schuster, A Penguin Book.

Mounin, G. (1968). Saussure ou le structuralisme sans le savoir. Paris (France) : Éditions Seghers/Robert Laffont.

Penrose, R. (1989). *The Emperor's new mind - Concerning computers, minds, and the laws of physics*. Oxford (UK) : Oxford University Press.

Penrose R. (1995). *Shadows of the mind : A search for the missing science of consciousness.* Oxford (UK) : Oxford University Press.

Piaget, J. (1967). *La psychologie de l'intelligence*. Paris (France) : Éditions Armand Colin.

Piaget J. (1968). *Le structuralisme*. Paris (France) : Presses Universitaires de France.

Prieur, B. (2019). *Informatique quantique : De la physique quantique à la programmation quantique en Q#*,. Saint-Herblain (France) : Éditions ENI.

Putnam, H. (1999). Brains in a vat. *Reason, Truth, and history*, 1 : 1–21. Cambridge (UK) : Cambridge University Press.

Reimers, J.R., McKemmish, L.K., McKenzie, R.H., Mark, A.E., Hush, N.S. (2014). The revised Penrose–Hameroff orchestrated objective-reduction proposal for human consciousness is not scientifically justified: Comment on "Consciousness in the universe: A review of the 'Orch OR' theory" by Hameroff and Penrose. *Physics of Life Reviews*. New-York (USA) : Elsevier. 11, *1*, 101-103.

Robert, C.P. (2001). *The Bayesian choice*. New-York (USA) : Springer Verlag.

Rosenblatt, F. (1958). The Perceptron : probabilistic model for information storage and organization in the brain. *Psychological Review,* 65, 386-408.

Rumelhart, D.E., McClelland, J.L. (1986) *Parallel distributed processing - Explorations in the microstructure of cognition : Foundations*. New-York (USA) : Bradford Books.

Sallaberry, J. C. (2021). Complexité - jalons pour une définition. *Ingeniérie Cognitique.* Londres (UK) : ISTE Open Science. 21- 5, 1.

Sallaberry, J. C., Claverie, B. (2018). *Introduction aux sciences humaines et sociétales*. Paris (France) : L'Harmattan.

Saussure (De), F. (1972). *Cours de linguistique générale*. Paris (France) : Payot.

Schrödinger, E. (1992). *Physique quantique et représentation du monde*. Paris (France) : Editions du Seuil.

Searle, J.R. (1980). Minds, Brains, and Programs. *Behavioral and Brain Sciences, Cambridge* (USA) : Cambridge University Press. 3, 417-457.

Sève, L. (1984). *Structuralisme et dialectique.* Paris (France) : Messidor.

Turing, A.M. (1936). On Computable Numbers, with an Application to the Entscheidungsproblem, *Proceedings of the London Mathematical Society*. Londres (UK) : LMS Pub. 2, 45, 230-265.

Turing, A.M. (1959). Can machines think ? *Mind.* Oxford (UK) : Oxford University Press. 59, 433-460.

Tversky, A. et D. Kahneman (1973) Availability : A heuristic for judging frequency and probability, *Cognitive Psychology.* San-Diego (USA) : Elsevier. 5, 207-232.

Tversky, A., Kahneman, D. (1974). Judgment under uncertainty : Heuristics and biases. *Science, new series.* New-York (USA) : American Association for the Advancement of Science. 185, *4157*, 1124-1131.

Varela, F. (1979). *Principles of Biological Autonomy.* New-York (USA) : Elsevier Science Ltd.

Varela, F. (1989). I*nvitation aux sciences cognitives.* Paris (France) : Editions du Seuil.

Von Foerster, H. (1979). Cybernetics of cybernetics. in K. Krippendorff (ed.) *Communication and Control*, New-York (USA) : Gordon and Breach, 5–8.

Vincent, J.D. (1987). *Biologie des passions.* Paris (France) : Editions Odile Jacob.

Wiener, N. (1948). *Cybernetics, or control and communication in the Animal and the Machine.* Paris (France) : Librairie Hermann & Cie.

Table des matières

Collection Cognition et Formation

PÉDAGOGIE ET LANGAGE
La pédagogie institutionnelle, à la rencontre des sciences du langage et de l'homme
Pierre Laffitte

PROBLÉMATISER LES SITUATIONS PROFESSIONNELLES
Denis Lemaitre, Jean Vannereau et Souad Zaouani Denoux (Coord.)

LA FORMATION EN ALTERNANCE
Diversité des dispositifs, perspectives des usagers et complexité des approches
Souad Zaouani Denoux, Elisabeth Mazalon

INTRODUCTION À L'ÉPISTÉMOLOGIE ET À LA MÉTHODE DE RECHERCHE
A l'usage des ingénieurs et autres scientifiques de l'industrie
Bernard Claverie

LES CHERCHEURS COLLECTIFS COOPÉRATIFS ET L'ÉCOLE MODERNE : PERSPECTIVES
Olivier Francomme

INTRODUCTION AUX SCIENCES HUMAINES ET SOCIÉTALES
Jean-Claude Sallaberry et Bernard Claverie

LA LÉGENDE DU RÉEL ET DE LA VIE
André De Peretti

FORMATION CLINIQUE DES ENSEIGNANTS À LA POSTURE RÉFLEXIVE
Enjeux épistémologiques et dispositifs de recherche action formation
Christiane Montandon (Coord.)

SE FORMER PAR UN TRAVAIL DE MODÉLISATION
Une expérience collective à l'oeuvre
Jean-Philippe Gillier (Coord.)

CONTEXTUALISATIONS DIDACTIQUES
Approches théoriques
Frédéric Anciaux, Thomas Forissier, Lambert-Félix Prudent (Coord,)

DU PAYSAGE AU TERRITOIRE DE L'ALTERNANCE
Une intelligence collective à l'oeuvre
Christian Gérard, Grégory Munoz, Marion Rousseau (Coord.)

DARWINISME ET LITTÉRATURE DE SCIENCE-FICTION
Philippe Clermont

L'HOMME AUGMENTÉ
Néotechnologies pour un dépassement du corps et de la pensée
Bernard Claverie

L'ÉMERGENCE DES FORMES D'ORGANISATION DANS LES GROUPES DE FORMATION
Jean-Claude Sallaberry, Jean Vannereau (Coord.)

MANAGEMENT ET COGNITION
Pilotage des organisations : questions de représentations
Bernard Claverie, Jean-Claude Sallaberry, J-François Trinquecoste (Coord.)

L'ÊTRE TECHNOLOGIQUE
Une discussion entre un chercheur et un pilote d'essai
Guy Boy, Jean Pinet

L'IMPLICATION DANS LES SCIENCES HUMAINES
Une clinique de la complexité
Max Pagès

L'ACCUEIL DE L'EXPÉRIENCE
Formation et vécu dans le cheminement individuel
Mylène Anquetil-Callac - Préface de Frédérique Lerbet-Sereni

COGNITIQUE
Science et pratique des relations à la machine à penser
Bernard Claverie

LA CONSTRUCTION PARADOXALE DE L'AUTONOMIE EN FORMATIONS ALTERNÉES
Franck Vialle

THÉORISATION DES PRATIQUES
Posture épistémologique et méthode,
Statut des modèles et des modélisations
Franc Morandi et Jean-Claude Sallaberry (Coord.)

ACTUALITÉ DE LA THÉORIE DE L'INSTITUTION
Hommage à René LOURAU
Jacques Ardoino, Patrick Boumard et Jean-Claude Sallaberry (Coord.)

DYNAMIQUE DES REPRÉSENTATIONS ET CONSTRUCTION DES CONCEPTS SCIENTIFIQUES
Perspectives pour la didactique des sciences physiques
Jean-Claude Sallaberry

RELATION PÉDAGOGIQUE ET MÉDIATION DE LA VOIX
Yvette Vavasseur

SAVOIRS-ENSEIGNÉS
Martine Beauvais

SE FORMER PAR LA RECHERCHE EN ALTERNANCE
Christian Gérard et Jean-Philippe Gillier (Coord.)

COMPETENCES SOCIALES ET RELATIONS A AUTRUI
Bernard Roudet

AU BONHEUR DES MATHS
De la résolution à la construction des problèmes
Christian Gérard

ÉNERGÉTIQUE PERSONNELLE ET SOCIALE
André De Peretti

L'INTELLIGENCE DE LA COMPLEXITÉ
Edgar Morin, Jean-Louis Le Moigne

L'AUTONOMIE MASQUÉE
Georges Lerbet

GROUPE, CRÉATION ET ALTERNANCE
Jean-Claude Sallaberry

THÉORIE DES ÉMOTIONS
Étude historico-psychologique
Lev Vygotsky — Traduit du russe par Nicolas Zavialoff et Christian Saunier

FORMATIONS D'ENSEIGNANTS ET ALTERNANCES
Dominique Violet (Coord.)

REGULATIONS DE LA RELATION PEDAGOGIQUE (LES)
Frédérique Lerbet-Séréni - Préface d'André de Peretti

DYNAMIQUE DES REPRÉSENTATIONS DANS LA FORMATION
Jean-Claude Sallaberry

PARADOXES, AUTONOMIE ET RÉUSSITES SCOLAIRES
Dominique Violet

Structures éditoriales du groupe L'Harmattan

L'Harmattan Italie
Via degli Artisti, 15
10124 Torino
harmattan.italia@gmail.com

L'Harmattan Hongrie
Kossuth l. u. 14-16.
1053 Budapest
harmattan@harmattan.hu

L'Harmattan Sénégal
10 VDN en face Mermoz
BP 45034 Dakar-Fann
senharmattan@gmail.com

L'Harmattan Cameroun
TSINGA/FECAFOOT
BP 11486 Yaoundé
inkoukam@gmail.com

L'Harmattan Burkina Faso
Achille Somé – tengnule@hotmail.fr

L'Harmattan Guinée
Almamya, rue KA 028 OKB Agency
BP 3470 Conakry
harmattanguinee@yahoo.fr

L'Harmattan RDC
185, avenue Nyangwe
Commune de Lingwala – Kinshasa
matangilamusadila@yahoo.fr

L'Harmattan Congo
67, boulevard Denis-Sassou-N'Guesso
BP 2874 Brazzaville
harmattan.congo@yahoo.fr

L'Harmattan Mali
ACI 2000 - Immeuble Mgr Jean Marie Cisse
Bureau 10
BP 145 Bamako-Mali
mali@harmattan.fr

L'Harmattan Togo
Djidjole – Lomé
Maison Amela
face EPP BATOME
ddamela@aol.com

L'Harmattan Côte d'Ivoire
Résidence Karl – Cité des Arts
Abidjan-Cocody
03 BP 1588 Abidjan
espace_harmattan.ci@hotmail.fr

Nos librairies en France

Librairie internationale
16, rue des Écoles
75005 Paris
librairie.internationale@harmattan.fr
01 40 46 79 11
www.librairieharmattan.com

Librairie des savoirs
21, rue des Écoles
75005 Paris
librairie.sh@harmattan.fr
01 46 34 13 71
www.librairieharmattansh.com

Librairie Le Lucernaire
53, rue Notre-Dame-des-Champs
75006 Paris
librairie@lucernaire.fr
01 42 22 67 13

www.ingramcontent.com/pod-product-compliance
Lightning Source LLC
LaVergne TN
LVHW051352061026
849535LV00009B/3141
* 9 7 8 2 3 4 3 2 3 4 5 2 6 *